Michelle Mitchell

Selbstverletzendes Verhalten – Wie helfe ich meinem Kind?

Michelle Mitchell

Selbstverletzendes Verhalten – Wie helfe ich meinem Kind?

Warum Kinder und Jugendliche davon betroffen sind und wie Eltern reagieren können

Aus dem Englischen übersetzt
von Imke Brodersen

VAK

VAK Verlags GmbH
Kirchzarten bei Freiburg

Titel der amerikanischen Originalausgabe:
Self Harm: Why Teens Do It And What Parents Can Do To Help
ISBN 978-1-925675-57-3

Übersetzung: Imke Brodersen, 2023
Originally Published in Australia by Big Sky Publishing Pty Ltd.

Published by arrangement with Big Sky Publishing via Randle Editorial & Literary Consultancy.

Aus Gründen der besseren Lesbarkeit wurde im Text in der Regel die weibliche und die männliche Form gewählt; alle Angaben beziehen sich selbstverständlich auf Angehörige aller Geschlechter.

Hinweis: Dieses Buch dient der Information über Möglichkeiten der Gesundheitsvorsorge. Wer sie anwendet, tut dies in eigener Verantwortung. Autorin und Verlag beabsichtigen nicht, Diagnosen zu stellen oder Therapieempfehlungen zu geben. Die hier vorgestellten Vorgehensweisen sind nicht als Ersatz für professionelle Behandlung bei ernsthaften Beschwerden zu verstehen.

Bibliografische Information der Deutschen Nationalbibliothek
Die Deutsche Nationalbibliothek verzeichnet diese Publikation in der Deutschen Nationalbibliografie; detaillierte bibliografische Daten sind im Internet über http://dnb.d-nb.de abrufbar.

VAK Verlags GmbH
Eschbachstraße 5
79199 Kirchzarten
Deutschland
www.vakverlag.de

Übersetzung: Imke Brodersen
Lektorat: Irene Klasen
Layout: Richard Kiefer, VAK
Satz: FotoSatz Pfeifer GmbH, Krailling
Covergestaltung: FAVORITBUERO GbR, München
Covergrafik: © Juksy – shutterstock.com
Druck: Friedrich Pustet GmbH & Co. KG, Regensburg
Printed in Germany
ISBN 978-3-86731-275-2

Inhaltsverzeichnis

Dieses Buch widme ich allen Eltern, deren Kind sich selbst verletzt, und ganz besonders denen, die ich diesbezüglich in den letzten zwanzig Jahren unterstützen durfte.
Ich hoffe, dass unsere Söhne und Töchter angesichts von Widrigkeiten und Schmerz stark und mutig werden, und dass wir unerschütterlich daran glauben, dass jeder Mensch auch glücklich sein kann.

Eine kurze Definition

Nicht-suizidales selbstverletzendes Verhalten (NSVV) ist definiert als absichtliche Selbstverletzung ohne Suizidabsicht oder Suizidverherrlichung. Wer sich vorsätzlich selbst verletzt, versucht damit, emotionale Schmerzen zu bewältigen, auszudrücken oder zu regulieren. NSVV ist weltweit ein besorgniserregendes psychisches Gesundheitsproblem, das mehrheitlich im Alter von elf bis 25 Jahren auftritt. In diesem Buch wird NSVV vereinfachend als Selbstverletzung bzw. selbstverletzendes Verhalten bezeichnet.

Warum ich dieses Buch geschrieben habe

Vor zwanzig Jahren hängte ich meinen Job als Lehrerin an den Nagel und gründete die Organisation *Youth Excel*, die jungen Menschen Lebenskompetenz vermittelt, aber auch Mentoring und psychologische Beratung anbietet. Bei der Hilfestellung für Jugendliche und ihre Familien kam ich mit allen Bereichen der Gesundheitsfürsorge und Jugendhilfe in Kontakt und durfte in Berufsberatung, Psychologie, Medizin und Sozialwesen mit wunderbaren Menschen zusammenwirken. Meine Tätigkeit war immer sehr praxisorientiert und realitätsnah.

Ein Höhepunkt war sicherlich die Einrichtung des *Youth Excel Centre*, einer multidisziplinären Klinik, die Woche für Woche für rund 120 Familien psychologische und soziale Beratung sowie Mentoring anbietet. Diese Angebote wurden in unseren Praxen, aber auch vor Ort an Schulen in ganz Brisbane bereitgestellt. Wir hatten viele Fälle von selbstverletzendem Verhalten bei Jungen und Mädchen ab der Unterstufe bis hin zu jungen Erwachsenen und mitunter auch ihren Eltern.

Studien zufolge kann die Behandlung von selbstverletzendem Verhalten schwierig sein. Deshalb suchen Eltern häufig nach alternativen Unterstützungsangeboten. Vielleicht war das der Grund, warum Eltern sich regelmäßig im *Youth Excel Centre* meldeten und mich um Mentoring für ihre jugendlichen Kinder baten. In der Regel wehrten sich diese Jugendlichen gegen eine psychologische Behandlung oder wollten ergänzend dazu ein Mentoring. Mentorengespräche empfinden manche junge Menschen als weniger bedrohlich. Ärztlicherseits wurden sie daher teilweise direkt an mich verwiesen, wenn der Eindruck bestand, dass eine Mentorin für eine Person, die „alles schon durch hat", gut passen könnte. Ich empfehle stets, dass Jugendliche bei jeder nichtmedizinischen Unterstützung auch medizinisch betreut werden.

Im Rückblick kann ich ehrlich sagen, dass einige „Höhepunkte meiner Karriere“ mit jungen Menschen zu tun hatten, die ihren Wunsch, sich selbst zu verletzen, überwanden. Eunice, der ich während ihrer Highschool-Jahre als Mentorin zur Seite stehen durfte, begleitet mich heute mitunter zu Vorträgen über selbstverletzendes Verhalten vor Eltern und Fachkräften. Ihre Geschichte finden Sie in Kapitel 10. Heute studiert sie Psychologie, aber ich erinnere mich an Zeiten, zu denen ihre Mutter buchstäblich die Blutpfützen auf den Badfliesen aufwischte und die Rasierklingen konfiszierte, die wie durch Zauberhand immer wieder bei Eunice auftauchten. So etwas möchte keine Mutter ein zweites Mal erleben.

Ich kenne die Hilflosigkeit in den Augen der Eltern, wenn sie sich der schmerzhaften Realität stellen müssen, dass sie die Gefühle oder das Verhalten ihrer Kinder nicht kontrollieren können. Für Eltern ist es furchtbar, die Schnitte in den Schenkeln ihrer Töchter zu sehen – oder die Blutergüsse oder Verbrennungen an den Armen ihrer Söhne – und zu wissen, dass dieses Verhalten absichtlich war und sich wahrscheinlich wiederholen wird. Es erfordert unglaublich viel Mut und Kraft, die Kinder durch derart schwierige Zeiten zu begleiten. Immer wieder höre ich von jungen Menschen, die solche Verhaltensweisen überwunden haben, Anerkennung für ihre Mütter und Väter, die zu ihnen gehalten haben und für sie eingestanden sind.

Während der Arbeit an diesem Buch habe ich junge Menschen und ihre Eltern interviewt, aber auch Pädagoginnen und Psychologen. Sie alle waren sich einig, dass Eltern für ihr Kind von entscheidender Bedeutung sind und großen Einfluss auf den langfristigen Verlauf von selbstverletzendem Verhalten haben.

Ich kann Eltern daher nur eindringlich ermutigen und darin unterstützen, bei der Begleitung von Heranwachsenden Ruhe zu bewahren, auf sich selbst zu achten und sich Freiräume zu verschaffen.

Wenn Sie ein Kind haben, das den Drang verspürt, sich selbst zu verletzen, möchte ich Sie hier daran erinnern, dass Sie das

Kostbarste für dieses Kind sind. Der Psychologe, den Sie bezahlen, ist wertvoll, kann Sie aber nicht ersetzen. Die Sozialarbeiterin an der Schule, in die Sie so viel Hoffnung setzen, ist ebenfalls wertvoll, kann Sie aber auch nicht ersetzen. Es ist Ihre persönliche Ehre, Ihre Kinder großzuziehen, und deshalb sind Sie unersetzlich für deren Leben. Sie sind die Konstante darin. Ihre Verbindung zu ihnen ist von immenser Bedeutung, während sie sich selbst entdecken und wieder gesunden.

Ich sage gern, dass Elternsein dann schwierig ist, wenn man seine Sache gut macht. Für Eltern von jungen Menschen, die sich zwanghaft selbst verletzen, gilt das ganz besonders. Dass selbstverletzendes Verhalten den Eltern jedes verfügbare Quäntchen Geduld, Kraft und Mut abverlangt, steht außer Frage. Es besteht aber auch kein Zweifel daran, dass liebevolle Eltern all diese Eigenschaften (und noch mehr) irgendwie aufbringen, wenn Not am Mann ist.

Selbstverletzendes Verhalten ist eine echte Herausforderung, und gerade deshalb ist es so wichtig, es genauer zu beleuchten. Ich glaube, dass wir durch ehrlichere, offenere Gespräche das Schweigen brechen können, dass dieses erhebliche Gesundheitsproblem umgibt. Dieses Buch liefert wichtige Informationen, die Eltern helfen sollen, selbstverletzendes Verhalten zu verhindern, zu verstehen oder darauf zu reagieren.

Denn wenn wir das nötige Rüstzeug für den heutigen Tag besitzen, ist der kommende Morgen immer einfacher.

Kapitel 1
Wichtige Grundlagen

Selbstverletzendes Verhalten zählt zu den Phänomenen, die für viele Erwachsene schwer zu verstehen sind. „Warum sollte sich jemand absichtlich verletzen wollen?“, ist die Frage, die viele Erwachsene sich dabei automatisch stellen. „Warum sollte MEIN Kind sich absichtlich wehtun wollen?“, ist die Frage, mit der Eltern, deren Kinder dieses Verhalten zeigen, täglich zu kämpfen haben.

Selbstverletzung scheint jedem natürlichen Selbstschutz- und Überlebensinstinkt zu widersprechen. Deshalb ist auch die Auseinandersetzung mit diesem Thema für Eltern, Großeltern, Geschwister und Freundeskreis verstörend und kann massive Angstgefühle auslösen. Familienangehörige reagieren häufig prompt mit einem übertriebenen Beschützerinstinkt und verfallen in einen ungesunden, erschöpfenden Zustand erhöhter Wachsamkeit.

Bei Lehrerinnen und Lehrern höre ich oft einen frustrierten Unterton heraus, wenn es um selbstverletzendes Verhalten geht. Es fallen Aussagen wie: „Sie ruiniert doch ihren Körper“, „Vielleicht braucht er nur eine körperliche Herausforderung“, „Jeder hat seine Probleme. Was ist an ihrem Leben so schlimm?“ oder „Ich frage mich, ob es bei ihr nicht zu allererst um mehr Aufmerksamkeit geht.“

Mir fällt auf, dass Lehrkräfte spontan oft mit Bloßstellung, Schuldzuweisungen und Kritik reagieren – nicht, weil sie nicht helfen wollen, sondern weil sie nicht wissen, wie sie anders damit umgehen sollen.

Sogar mich selbst habe ich schon bei dem Gedanken ertappt: „Was kann denn da so schlimm sein?“, wenn ich mit einer ratsuchenden Person einfach nicht weiterkam. Es kann enorm frustrierend sein, das Beste für andere zu wollen, die offenbar nicht das Beste *für sich selbst* wollen. Um die jeweilige Situation zu begreifen, musste und muss ich mich bewusst bemühen: Ich muss jedem jungen Menschen, der mit selbstverletzendem Verhalten zu kämpfen hat, individuell mit Geduld und offenem Herzen begegnen.

Eine Begriffsbestimmung

Die offizielle Bezeichnung für selbstverletzendes Verhalten lautet *nicht-suizidales selbstverletzendes Verhalten (NSSV)* und bedeutet, dass die Person sich ohne Suizidabsicht oder Suizidgedanken absichtlich verletzt.

Die meisten Jugendlichen versuchen, durch Selbstverletzung emotionale Schmerzen zu bewältigen, auszudrücken oder zu regulieren. Manche betrachten Selbstverletzung auch als eine Form der Selbstbestrafung. Dieses Verhalten kann zwar vorübergehend Erleichterung verschaffen, aber – und das ist wichtig – es löst keine Probleme.

Laut Aussage des australischen *Mental Health of Children and Adolescents Report* (2015) experimentieren etwa zehn Prozent der Jugendlichen im Highschool-Alter (achte bis zwölfte Klasse) irgendwann bewusst mit selbstverletzendem Verhalten. Andere Untersuchungen kommen auf Anteile zwischen sieben und 24 Prozent mit Beginn in der Zeit der Mittelstufe. Vermutlich ist selbstverletzendes Verhalten weitaus verbreiteter als die meisten Studien nahelegen, weil die Zahlen sich häufig nur auf Jugendliche beziehen, die nach Selbstverletzungen ärztlich behandelt werden. Wir wissen, dass viele Jugendliche nach ihrer Selbstverletzung keine medizinische Hilfe suchen und dass dieses Verhalten häufig nicht erfasst wird. (Zum Vergleich: Laut einem im Deutschen Ärzteblatt 2018 veröffentlichten Artikel zeigten in Schulstichproben in Deutschland 25 bis 35 Prozent der Jugendlichen zumindest einmalig selbstverletzendes Verhalten; in der Kinder- und Jugendpsychiatrie waren in Stichproben etwa 50 Prozent betroffen; Anm. d. Ü.)

Auch wenn sich im Einzelfall schon sehr junge Kinder und auch manche Erwachsenen selbst verletzen und dieses Verhalten sich von der Kindheit an bis ins Erwachsenenalter verfestigen kann, sind die Betroffenen mehrheitlich zwischen elf und 25 Jahre alt. Diejenigen, die sich mehr als einmal selbst verletzen, hören damit normalerweise innerhalb von zwei Jahren wieder auf. Nur etwa 20 Prozent bleiben länger als fünf Jahre dabei. Es ist keineswegs unüblich, dass Jugendliche aus selbstverletzendem Verhalten herauswachsen und im Verlauf ihrer Entwicklung andere Bewältigungsstrategien finden.

Umgekehrt hat sich jedoch auch gezeigt, dass Selbstverletzung in der Anamnese der stärkste Hinweis für erneute selbstverletzende Verhaltensweisen im Erwachsenenalter ist. Ein Drittel der jungen Menschen, die sich selbst verletzen, wiederholt dies im darauffolgenden Jahr. Deshalb lässt sich Selbstverletzung als Verhalten mit hohem Suchtpotenzial einstufen.

Ich befürworte bei selbstverletzendem Verhalten vehement ein frühzeitiges Eingreifen und Prävention, weil das Kind zu diesem Zeitpunkt am ehesten auf die Unterstützung anspricht.

Die Verbindung zu Suizid

Wenn Eltern herausfinden, dass ihr Sohn oder ihre Tochter sich selbst verletzt, fragen sie sich häufig, ob ihr Kind suizidgefährdet ist. Aus diesem Grund möchte ich dieses Thema ausdrücklich ansprechen und hoffe, dabei einige Ihrer Fragen auf ehrliche, ausgewogene Weise zu beantworten und neue Gedankenanstöße zu geben.

Wenn jemand sich selbst verletzt, kann dies in der Absicht geschehen, den Tod herbeizuführen (Suizidversuch), oder aber ohne diese Absicht. Die Zahlen für nicht-suizidales selbstverletzendes Verhalten sind bis zu drei Mal so hoch wie Selbstverletzungen mit Suizidabsicht, wobei eine klare Trennung zwischen Absicht und Verhalten bekanntlich schwierig ist.

Früher wurde selbstverletzendes Verhalten als weniger schweres suizidales Verhalten eingestuft. Inzwischen gilt es zunehmend als wichtiges, eigenständiges gesundheitliches Problem mit einer speziellen Psychodynamik. Zusammenhänge zwischen Suizid und Selbstverletzung müssen zwar definitiv weiter untersucht werden, aber es gibt doch ausreichend Evidenz für die Aussage, dass selbstverletzendes Verhalten vollkommen unabhängig von Suizidgedanken oder -versuchen auftreten kann. Es ist wichtig, dass wir uns klar machen, dass Personen, die sich selbst verletzen, nicht zwangsläufig lieber tot wären.

Im Verlauf meiner Tätigkeit hatte ich mit Hunderten Jugendlichen zu tun, die sich ohne Suizidabsicht selbst verletzten. Manche sprachen darüber, sterben zu wollen, aber ihr eigentliches Motiv war der Wunsch, ihrer gegenwärtigen Situation zu entkommen, nicht das Ende ihres Lebens. Ich hatte auch mit ein paar jungen Menschen zu tun, die einen Suizidversuch unternahmen. Manche dieser Aktionen kamen „aus heiterem Himmel“ ohne vorherige Andeutungen, andere waren absehbar gewesen. Für ihre Familien und für mich waren sie alle herzzerreißend und tragisch.

Die Geschichte von Shae

Als Shae zu mir kam, verletzte sie sich schon mindestens ein Jahr lang regelmäßig selbst. Die 15-Jährige hatte mit signifikanten Depressionen zu kämpfen und hinterfragte auch ihre Sexualität. Das waren massive Probleme, mit denen sie sich neben den angeblich so „normalen“ Dramen der Mittelstufe auseinandersetzen musste.

Auf Shaes Wunsch hat ihre Mutter für dieses Buch ihre Geschichte beigesteuert, damit andere Familien selbstverletzendes Verhalten besser verstehen können. Ich habe große Achtung vor dem Mut ihrer Familie. Als ich ihre Worte las, wurde mir wieder bewusst, wie intensiv Eltern den Schmerz ihrer Kinder nachempfinden. Ich hoffe, dass dieser Bericht in Ihnen etwas zum Klingen bringt und dass Shaes Weg Familien, die es gerade nicht leicht haben, Hoffnung schenkt.

Hier ist ihre Geschichte aus Sicht ihrer Mutter:

Unsere älteste Tochter ritzte sich, um sich zu betäuben. Das war schmerzhaft, aber die Schmerzen hatte sie ihrer Meinung nach verdient. Sie ritzte sich heimlich und hielt das gut geheim, indem sie es an den Oberschenkeln vollzog. Sie hatte ein Taschenmesser gefunden, dass sie in ihrem Zimmer aufbewahrte. Unsere Große behielt das alles ganz für sich. Wir hatten keine Ahnung. Sie zog sich oft zurück und wollte dann keinerlei Kontakt. Ich legte mich einfach neben sie auf ihr Bett. Oft wollte sie nicht berührt werden, aber mein Mutterherz sehnte sich danach, sie in die Arme zu schließen und ihr all den Schmerz abzunehmen.

Wir brachten sie zum Arzt, wo erst einmal alle üblichen Laborwerte bestimmt wurden, um sicherzugehen, dass keine körperlichen Ursachen für ihre Stimmungsschwankungen vorlagen. Aber bis auf einen niedrigen Eisenspiegel kam nichts dabei heraus. Darum empfahl man uns eine Psychotherapie.

Damals ging sie bereits zur schulpsychologischen Beratung. In dieser Phase zeigte sich, dass sie mit ihrer Sexualität nicht gut zurechtkam. Für uns als Familie war das wirklich schwer, aber wir waren fest entschlossen, für sie und für uns die passende Hilfe zu organisieren.

Als alles auf den Tisch kam, wurde es ihr zu viel. Sie nahm eine Überdosis Medikamente, aber eigentlich wollte sie nur noch schlafen, sich mit nichts mehr auseinandersetzen müssen, und sie hatte es satt, nichts zu empfinden. Wir waren fassungslos. Ich funktionierte perfekt – rief den Rettungswagen, fuhr mit in die Klinik, blieb über Nacht dort, während mir eine Million Fragen durch den Kopf gingen, bis wir sie wieder sicher zu Hause hatten, in ihrem eigenen Bett.

Dann hockte ich in der Duschkabine und heulte. Am liebsten hätte ich geschrien, jemanden angebrüllt, jemandem wehgetan. Ein wenig konnte ich nachvollziehen, wie es meinem Kind erging. Es waren unsere schlimmsten Zeiten. Als Mutter fühlte ich mich komplett isoliert. Ich hatte Angst, verurteilt zu werden. Und ich hatte das Gefühl, versagt zu haben oder sie gerade im Stich zu lassen. Es war der komplette Trauerzyklus, und es ist erstaunlich, wie schnell man ihn durchlaufen kann. Ich fühlte mich derart allein.

Manchmal hätte ich mich am liebsten an die Tür gestellt und gerufen: „Hilfe! Ich brauche Hilfe!" An anderen Tagen wollte ich die Tür nur noch zumachen, weil ich mich so verletzlich fühlte.

Bei unserem Mädchen gab es noch andere tiefgreifende Themen, die in diesem Zeitraum hochkamen, und so suchten wir wieder nach professioneller Hilfe. Entscheidend war, die richtige Person für Shae zu finden. Wir wollten niemanden, der unserer Tochter andere Gedanken überstülpt, und wir wollten jemanden, der mit der ganzen Familie arbeiten und uns Eltern nicht ausschließen würde. Für Shae wollten wir einen Menschen, bei dem auch sie sich gut aufgehoben fühlte. Es dauerte eine ganze Weile, bis wir fündig wurden.

Währenddessen räumten wir ein bisschen um, renovierten und hängten positive Zitate auf. Als Familie machten wir große Fortschritte, und rückblickend war es eine gute Zeit für uns alle. Wir können mit Stolz sagen, dass unsere Große ihren Schulabschluss geschafft hat. Eine Zeitlang stand es auf der Kippe, aber wir haben es geschafft! Als wir uns für die Abschlussfeier fertigmachten, machte es Klick bei ihr. Im Spiegel sah sie, wie schön sie war, und da konnte sie aus der Schublade steigen, in die sie sich selbst gesteckt hatte. Ich sagte immer wieder zu ihr: „Jetzt siehst du das, was ich jeden Tag sehe!"

Inzwischen hat sie einen Teilzeitjob. Was sie mit ihrer Zukunft anstellen will, weiß sie noch nicht genau, aber wir machen uns keine Sorgen deswegen. Sie ist am Leben, sie lacht, sie lächelt, sie ist glücklich! Es gibt Hoffnung! Das möchte ich jeder Familie sagen, die gerade eine harte Zeit durchmacht.

Wird sie immer lächeln? Ich weiß es nicht. Wird sie sich irgendwann wieder ritzen? Das weiß ich nicht. Aber da wir das einmal durchgestanden haben, weiß ich, dass wir es auch ein zweites Mal schaffen können, und inzwischen ist sie älter und reifer. Falls das Problem noch einmal auftritt, glaube ich, dass wir es so viel besser machen könnten, zumal wir uns ein Versprechen gegeben haben: Wir reden darüber.

Nach ihrem Abschluss mussten wir noch ein paar Hürden überwinden, und wir kamen auf unser Versprechen zurück: Wir reden darüber.

Irgendwann sah ich Shae und ihre Mutter bei einer Veranstaltung, auf der ich einen Vortrag hielt. Ich musste zweimal hinsehen, denn mit dem Mädchen, das ich vor Jahren kennengelernt hatte, hatte Shae praktisch nichts mehr gemein. Sie war stark, gut gelaunt, zielstrebig und gut eingebunden. Wir fielen uns glücklich in die Arme. Man kann das Leben nicht genug feiern! Diese Begegnung erinnerte mich wieder daran, dass es für jedes Kind in schwierigen Zeiten Hoffnung gibt.

Auch wenn der Fokus in diesem Buch auf dem nicht-suizidalen selbstverletzenden Verhalten liegt, werden Sie feststellen, dass in manchen der vorgestellten Fallgeschichten durchaus Suizidgedanken auftauchen. Damit möchte ich aufzeigen, wie komplex das Thema Selbstverletzung ist und dass es mit dem Thema Suizid verwoben sein kann. Wenn Sie befürchten, dass ein Kind oder Jugendlicher einen Suizid planen könnte, nehmen Sie bitte umgehend ärztliche Hilfe in Anspruch, suchen Sie eine Klinik auf oder rufen Sie im Akutfall einen Rettungswagen.

Wir glauben gern, die eigenen Kinder gut zu kennen, und ziehen dann falsche Schlüsse. Auch deshalb ist eine objektive Einschätzung so wichtig.

Ein Arzt wird das individuelle Suizidrisiko nach vorgegebenen Kriterien bewerten, erklären, wie es weitergeht, und das Kind an passende Spezialisten überweisen. Zu Hause müssen Sie dann möglicherweise praktische Vorkehrungen treffen, zum Beispiel scharfe Objekte, Medikamente und riskante Haushaltsgegenstände wegschließen. Bei Bedarf kann evtl. auch ein stationärer Aufenthalt erforderlich sein.

Wer ist gefährdet?

Es mag überraschend klingen, aber selbstverletzendes Verhalten gilt nicht als psychische Erkrankung, auch wenn es umgekehrt sehr gut möglich ist, dass zum Zeitpunkt der Selbstverletzung bei den Betroffenen eine psychische Erkrankung vorliegt. Schlüsselfaktoren sind häufig Angst, Depression und Impulsivität, einen eventuellen Zusammenhang kann aber nur eine geschulte Fachkraft diagnostizieren.

Eltern sollten sich bemühen, ihren Blick über das selbstverletzende Verhalten hinweg auf das allgemeine Wohlbefinden ihres Kindes zu richten, besonders wenn es bisher psychisch stabil wirkte. Für Eltern kommt Selbstverletzung häufig aus heiterem Himmel, und mir sind durchaus Eltern begegnet, die einen Zusammenhang zwischen diesem Verhalten und der als Stigma empfundenen Diagnose „psychisch krank“ nicht einmal in Betracht ziehen wollten. Im Einzelfall kann das daran liegen, dass sie mit einer umgehenden medikamentösen oder psychologischen Behandlung rechnen, die in ihren Augen nicht nötig ist.

Die Mutter von Amy (15) erklärte das folgendermaßen:

Die größte Entdeckung auf diesem gemeinsamen Weg von Amy und mir war die massive Angst, unter der Amy litt.

Bis sich das herausstellte, hatten wir keine Ahnung, dass sie Angst hatte. Heute klingt das absurd und geradezu peinlich, aber wir hatten es einfach nie gesehen. Es dauerte eine Weile, bis ich mich mit der Tatsache arrangieren konnte, dass es für meine Tochter etwas Schlimmeres gab als Selbstverletzung. Vor lauter Angst war Amy nicht in der Lage, ihre Gedanken und Emotionen zu verarbeiten. Erst als Amy Bewusstsein für ihre Angst und den Umgang damit entwickelte, konnte sie sich wieder besser regulieren und frühzeitig gegensteuern.

Wenn psychische Labilität mit stressreichen Lebensereignissen zusammenfällt (einschließlich Familienproblemen oder persönlichem Schmerz), kommt es bei Jugendlichen eher zu selbstverletzendem Verhalten. Irgendwann wird die Kombination aus verschiedenen Elementen zu viel und verleitet Jugendliche zu unangemessenen Bewältigungsstrategien. Selbstverletzungen treten häufiger auf und werden schwerer, je mehr Faktoren zusammenkommen. Psychische Erkrankungen Familienangehöriger sind ebenfalls ein wichtiger Risikofaktor.

Selbstverletzung hängt mit Trauma und negativem Stress zusammen. Bei meiner Arbeit mit jungen Menschen sind mir bei selbstverletzendem Verhalten zudem folgende Themen immer wieder aufgefallen:

- schwierige Beziehungen zu Freunden und Freundinnen
- Mobbing bzw. Cybermobbing
- Trennung in der Familie oder häusliche Konflikte
- Perfektionismus oder hoher Leistungsdruck
- sexuelle Orientierung im LGBTQ*-Spektrum (lesbisch, schwul, bisexuell, transgender und andere)
- Gewalterfahrungen, sexueller Missbrauch
- Armut oder schwierige Einkommensverhältnisse

- schlechte schulische Leistungen
- ernsthafte Erkrankung in der Familie oder im Freundeskreis
- schlechte Eltern-Kind-Bindung
- Suizid oder Selbstverletzung bei anderen
- geringe Selbstachtung, insbesondere in Verbindung mit dem Körperbild
- Essstörungen
- psychische Erkrankung (auch in der Familienanamnese)

Warnsignale

Eltern reagieren im Allgemeinen geschockt, wenn sie feststellen, dass ihr Kind sich selbst verletzt. Daher erinnere ich Eltern häufig daran, dass sie nicht sehen, wonach sie nicht Ausschau halten. Es ist so leicht, die Warnsignale für selbstverletzendes Verhalten zu übersehen, zumal dieses Verhalten in der Regel etwas sehr Privates ist, das mit Heimlichkeit und Scham einhergeht. Eltern spüren vielleicht, dass „etwas nicht stimmt", aber die unmittelbaren Beweise für selbstverletzendes Verhalten fallen ihnen erst nach einiger Zeit ins Auge.

Sie sind wirklich leicht zu übersehen. Ein Vater sagte mir: „Ich habe die Schnitte an ihrem Bein gesehen, und sie sagte, sie wäre beim Sport in scharfes Gras gefallen. Damals habe ich ihr das tatsächlich geglaubt, und es fiel mir erst wieder ein, als ich die Schnitte an ihrem Arm sah. Da hat es Klick gemacht. Das ist jetzt mindestens zwei Jahre her. Im Nachhinein wünschte ich, ich wäre aufmerksamer gewesen und hätte mich früher um dieses Thema gekümmert."

Zu den Warnsignalen für selbstverletzendes Verhalten zählen:

- selbstverletzendes Verhalten in der Peer-Group
- unerklärliche körperliche Spuren
- ständig lange Ärmel tragen

- sich verhüllen oder weite Kleidung tragen
- ständig breite Schweißbänder an den Handgelenken tragen
- Heimlichtuerei
- Gegenstände, die zum Schneiden benutzt werden können, gehen verloren oder tauchen an ungewöhnlichen Orten wieder auf (zum Beispiel hinter der Schublade).
- das Bedürfnis, längere Zeit allein zu sein
- körperliche oder soziale Isolierung
- Blutflecken
- scharfe Gegenstände unter den Besitztümern
- häufige „Unfälle"
- veränderte Schlaf- und Essgewohnheiten
- weniger Interesse an Dingen, die bisher Spaß machten
- Stimmungsschwankungen
- Situationen meiden, in denen man Arme und Beine zeigen muss, zum Beispiel Turnen oder Schwimmveranstaltungen
- die eigene Kleidung separat waschen
- nachlassende Schulnoten

Selbstverletzung hat viele Gesichter

Wie sich junge Menschen selbst verletzen, ist breit gefächert. Im Netz gibt es hierzu eine breite Palette an Inhalten, und Sie werden schnell feststellen, wie einfallsreich Kinder und Jugendliche dabei vorgehen. Spontan denkt man vielleicht zuerst an Ritzen. Weniger bekannte Erscheinungsformen sind Stromschläge, Verbrennungen, sich selbst schlagen, Sprünge aus gefährlicher Höhe, abruptes Absetzen von Arzneimitteln, Haare ausreißen, sich mit Nadeln stechen, sich absichtlich Erfrierungen zuziehen, Würgen, Ersticken, eine Überdosis, unverdauliche Objekte verschlucken, außen auf Zügen mitfahren, zu schnelles Fahren oder absichtlich riskanter Sex. Eine neuere Ausprägung ist die digitale Selbstverletzung, auf die ich in Kapitel 4 näher eingehe.

Ich habe Jungen wie Mädchen den Atem anhalten sehen, bis sie ohnmächtig wurden. Sie schlagen sich mit einem Hammer auf die Fingerkuppen oder quetschen die Finger in der Autotür, kratzen Wunden immer wieder auf, sodass sie nicht heilen, schieben sich die Bleistiftspitze unter die Haut, verbrennen sich mit Feuerzeugen, verbrühen sich mit heißem Wasser, schlucken giftige Substanzen, springen von zu hohen Orten oder schlagen so fest gegen die Wand, dass sie sich die Knochen brechen.

Dabei möchte ich betonen, dass es bei der Einstufung als selbstverletzendes Verhalten weniger um die Verhaltensweise an sich geht als um die *Absicht* dahinter.

Wenn junge Menschen sich beispielsweise bis zur Besinnungslosigkeit betrinken, kann es viele Gründe dafür geben. Vielleicht wollen sie Spaß haben, vielleicht geht es um ihr Ansehen, vielleicht auch um Selbstverletzung – oder um eine Kombination solcher Faktoren.

Vor ein paar Jahren registrierte ich, dass es bei Mädchen in Mode kam, für die Schule ein Selbstverletzungsset einzustecken – mit Rasierklingen, Stecknadeln, zerbrochenem Kompass, Bleistiften oder Messern. Nur für den Fall, dass sie den Drang nach Selbstverletzung verspürten. An manchen Schulen trafen sich die Mädchen zur gemeinschaftlichen Selbstverletzung. Solche Gruppentreffen sind seltener der Rahmen für selbstverletzendes Verhalten. Sie können auch online stattfinden, was ähnlich abläuft, aber je nach Gruppe anonymer ist.

Eltern fragen mich häufig, ob Essstörungen ebenfalls eine Form von selbstverletzendem Verhalten sind. Offiziell gelten Essstörungen als eigenständige psychische Störung, bei der es vorrangig um das Äußere geht, weniger um eine Selbstschädigung. Allerdings sind Essstörungen nur selten ein unabhängiges Problem und hängen häufig mit anderen destruktiven Bewältigungsstrategien einschließlich Selbstverletzung zusammen. Es ist durchaus möglich, dass Jugendliche Symptome einer Essstörung wie absichtlich herbeigeführtes Erbrechen oder übermäßigen Sport zur Selbstverletzung einsetzen. Auch hier gilt, dass die Absicht zählt.

Die Studie *The Place of Self-Harm in Adolescent Development* (Selbstverletzendes Verhalten in der Entwicklung Heranwachsender) unterscheidet bei Selbstverletzung folgende Kategorien: Ritzen (55,9%), Überdosis (22%), sich selbst schlagen (11%) und diverse andere Methoden (10%). Dies erklärt, warum selbstverletzendes Verhalten häufig mit „Ritzen" gleichgesetzt wird. In die Kategorie der diversen anderen Methoden fallen alle sonstigen Varianten, die sich keiner der anderen drei Kategorien zuordnen lassen.

Genderabhängige Unterschiede

Meine Erfahrungen, inwiefern die Genderzuordnung mit selbstverletzendem Verhalten interagiert, teile ich in der Hoffnung, Ihr Verständnis und Ihre Fähigkeit, mit jungen Menschen zu kommunizieren, zu vertiefen. Mir ist dabei durchaus bewusst, dass es in dieser Hinsicht viele Ausnahmen gibt, aber ich weiß, dass es manchen Leserinnen und Lesern den Rücken stärken kann.

Die meisten Studien legen nahe, dass Mädchen häufiger selbstverletzendes Verhalten an den Tag legen als Jungen. Die Studie *Child and Adolescent Self-Harm in Europe (CASE)*, die selbstverletzendes Verhalten bei Kindern und Jugendlichen in Europa untersucht hat, kam bei der Befragung von 30.000 Jugendlichen, hauptsächlich im Alter von 15 bis 16 Jahren, zu der Erkenntnis, dass etwa acht Prozent der Mädchen und fünf Prozent der Jungen sich selbst verletzen. Die Untersuchung *Self-Harm and Suicide in Adolescents* (Selbstverletzendes Verhalten und Suizid bei Heranwachsenden, 2012) hebt den Unterschied zwischen 12- bis 15-jährigen Mädchen und Jungen hervor und gibt an, dass das Verhältnis (bei in der Klinik behandelten Fällen) etwa fünf bis sechs zu eins beträgt.

Aus wissenschaftlicher Sicht scheint es beim selbstschädigenden Verhalten von Jugendlichen deutliche Unterschiede zu geben, wobei Jungen vermehrt zu Hochrisikoverhalten neigen und Mädchen eher zu Selbstverletzung. Mädchen gaben häufiger Ritzen, Schneiden oder eine Überdosis an, verpassten sich aber seltener Schläge oder probierten Methoden aus wie Hängen oder Springen.

Nur sehr wenige junge Männer, die ich für dieses Buch interviewt habe, waren bereit, ihre selbstverletzenden Erlebnisse öffentlich preiszugeben. Sie gaben auch ungern zu, dass es sich dabei um Selbstverletzung handelte, weil sie das als „Mädchenkram" betrachteten. Meiner Erfahrung nach erkennen Jungen Selbstverletzung deutlich seltener als Bewältigungsstrategie und fühlten sich während des Erlebnisses isoliert. Diejenigen, die sich als transgender identifizierten oder Schwierigkeiten mit ihrer Sexualität hatten, betrachteten den Drang zur Selbstverletzung eher als weiteres Problem.

So wie wir Jungen sozialisieren, hindert es sie häufig daran, emotionalen Schmerz über Methoden auszudrücken, die als feminin gelten. Die Erwartung, das Leben „wie ein Mann" anzugehen, hat enorme Auswirkungen auf Jungen und die Art, wie sie Schmerz in Worte fassen und um Unterstützung bitten.

Jacob, der eine Weile in die *Youth Excel's Clinic* kam, hat freundlicherweise mit mir über seine Erfahrungen gesprochen. Jacob erzählte mir:

> Ich kannte keine anderen Jungen, die sich selbst verletzten. Ehrlich gesagt dachte ich damals, ich wäre einer von ganz wenigen auf dieser Welt, die so etwas taten, und dass wir Kerle das praktisch nie täten, denn für mich war das dank Hollywood in erster Linie Mädchenkram. Ich habe es getan, weil es mir einfach total egal war. Ich persönlich kenne keine Jungen oder Männer, die sich selbst verletzen. In meinem Umfeld ist das ziemlich ungewöhnlich.

Als ich eine Gruppe Jungen fragte, ob Jungs sich selbst verletzen, antwortete einer von ihnen: „Das hängt davon ab, was Sie darunter verstehen. Jungs boxen irgendwo gegen und brechen sich dabei ‚aus Versehen' die Hand. Sie wollen sich nicht unbedingt die Hand brechen, aber das passiert nun mal, wenn man derart brutal gegen etwas schlägt. Ob das Selbstverletzung ist, weiß ich nicht." Beim Nachhaken, ob sie vorhätten, sich selbst zu verletzen, hörte ich sehr oft: „Weiß ich nicht." Selbstverletzendes Verhalten ist durch die Absicht definiert, aber diesen Bezug wollten diese Jungen nicht herstellen.

Die Pädagogin Maggie Dent macht sich intensiv für Jungen stark. Ich bat sie um einen Kommentar, wie Jungen zu selbstverletzendem Verhalten stehen. Interessanterweise hob Dent die natürliche Neigung von Jungen zu hochriskantem Verhalten hervor. Sie sagte mir: „Jungen verletzen sich häufig – meist unabsichtlich und vor allem bei impulsiven Entscheidungen auf der Suche nach Spaß, Risiko und dem Adrenalinkick der Aufregung, oft auch in der Hoffnung auf einen Sieg oder eine Eroberung, um ihr inneres Selbstwertbarometer steigen zu lassen. Schmerzhafte Erfahrungen werden oft als Teil des Wachstums und der Reifung betrachtet, weniger als Versagen."

Sie wies mich auch auf Michael Gurians Aussagen in *Saving our Sons* („Wie wir unsere Söhne retten", nicht auf Deutsch erschienen) hin, wo Gurian auf die Schmerzschwelle von Jungen eingeht. Was er zur männlichen Biochemie, Gehirnstruktur und Schmerztoleranz schreibt, erklärt, dass es bei Schmerzreaktion und Schmerztoleranz signifikante genderbedingte Unterschiede gibt. Hierzu sagte Dent: „Für Michael ist dies einer der Gründe, warum Jungen und Männer im Durchschnitt nicht nur weniger Schmerz empfinden als Mädchen und Frauen, sondern sogar noch losziehen und mehr Schmerz suchen als diese."

Mangelnde Selbsterkenntnis kann einen Jungen dazu verleiten, ein Gefühl spontan auszuagieren, ohne die Gedanken zwischen Emotion und Aktion wahrzunehmen. Für ihn kann es sehr schwer sein, wegen eines Verhaltens um Hilfe zu bitten, das er als

„normal" einstuft oder (was noch schlimmer ist) das ihn verwirrt und für das er sich schämt. Selbstwahrnehmung ist etwas, das wir bei männlichen Jugendlichen unbedingt fördern sollten. Ohne Kommunikation und die Verbindung von Gefühlen und Gedanken sind unsere Jungen wirklich benachteiligt.

Obwohl ich in diesem Buch viele Geschichten von Mädchen schildere, ist es mir wichtig, auch die Jungen zu beleuchten, denen psychische Probleme und Impulsivität zu schaffen machen. Vielleicht ist ihnen nicht vollauf bewusst, dass sie riskantes Verhalten wählen, um emotionalen Schmerz auszudrücken oder zu bewältigen (oder zur Selbstbestrafung). Besonders gefährdet sind Jungen ohne ausreichende unterstützende Netzwerke, die nur begrenzt dazu in der Lage sind, aktiv um Hilfe zu bitten. Männliche Jugendliche, die sich selbst verletzen, haben ein deutlich höheres Suizidrisiko. Deshalb sollten wir sie besonders im Auge behalten.

Abschließende Gedanken

Selbstverletzung ist ein Verhalten mit hohem Suchtpotenzial, das männlichen wie weiblichen Heranwachsenden ein einzigartiges, euphorisches Gefühl der Kontrolle verschafft, das nur wenige andere Bewältigungsstrategien vermitteln können. Das Kernelement „Selbstverletzendes Verhalten definiert sich durch die Absicht" ist wichtig, um Warnsignale bei jungen Menschen zu erkennen. Weniger bekannte Formen der Selbstverletzung können äußerst destruktiv sein, wenn sie unerkannt bleiben und Hilfe ausbleibt. In Kapitel 2 gehe ich auf die Psychologie und grundlegende Physiologie bei selbstverletzendem Verhalten ein – und darauf, wie frühes Eingreifen die Gefahr eines Gewöhnungseffekts senken kann. Aus meiner Sicht zählt dies zu den wichtigsten Informationen, die Eltern zum Thema Selbstverletzung erhalten können.

Kernaussagen aus diesem Kapitel

- Die meisten Jugendlichen versuchen durch Selbstverletzung, emotionale Schmerzen zu bewältigen, auszudrücken oder zu regulieren. Manche betrachten Selbstverletzung auch als eine Form der Selbstbestrafung.
- Selbstverletzung ist mehr als „Ritzen". Es kann jegliche Verhaltensweisen umfassen, die mit selbstzerstörerischen Gedanken einhergehen. Dabei möchte ich betonen, dass es bei der Einstufung als selbstverletzendes Verhalten weniger um die Verhaltensweise an sich als um die Absicht dahinter geht.
- Dieses Verhalten kann zwar vorübergehend Erleichterung verschaffen, aber – und das ist wichtig – keine Probleme lösen.
- Zusammenhänge zwischen Suizid und Selbstverletzung müssen zwar definitiv weiter untersucht werden, aber es gibt doch ausreichend Evidenz für die Aussage, dass selbstverletzendes Verhalten unabhängig von Suizidgedanken oder -versuchen auftreten kann.
- Wir glauben gern, die eigenen Kinder gut zu kennen, und ziehen dann falsche Schlüsse. Deshalb ist eine objektive Einschätzung so wichtig.
- Es mag überraschend klingen, aber selbstverletzendes Verhalten gilt nicht als psychische Erkrankung, auch wenn es umgekehrt sehr gut möglich ist, dass zum Zeitpunkt der Selbstverletzung bei den Betroffenen eine psychische Erkrankung vorliegt.
- Ich erinnere Eltern häufig daran, dass sie nicht sehen, wonach sie nicht Ausschau halten. Es ist so leicht, die Warnsignale für selbstverletzendes Verhalten zu übersehen, zumal dieses Verhalten in der Regel etwas sehr Privates ist, das mit Heimlichkeit und Scham einhergeht.

- Aus wissenschaftlicher Sicht scheint es beim selbstschädigenden Verhalten bei Jugendlichen deutliche Unterschiede zu geben, wobei Jungen vermehrt zu Hochrisikoverhalten neigen und Mädchen eher zu Selbstverletzung.

Kapitel 2
Psychische und physiologische Aspekte

Vor einigen Jahren kontaktierte mich eine Rektorin, um mit mir über einen alarmierenden Trend an ihrer Schule zu sprechen. „Selbstverletzung breitet sich aus wie ein metastasierender Tumor", sagte sie. „Was kann ich dagegen tun?" Sie hatte Recht. Wie an vielen anderen Schulen, an denen ich tätig war, verletzten sich urplötzlich immer mehr Schülerinnen und Schüler selbst und fühlten sich noch angespornt, wenn beliebte Jugendliche Fotos ihrer Erfahrungen ins Internet stellten.

Ich zog Forschungsarbeiten zu Rate und versuchte, das gegenwärtige Phänomen zu begreifen. Jemanden zu kennen, der sich selbst verletzt oder einen Suizidversuch unternommen hat, erhöht das individuelle Risiko. Laut einer Studie verletzten sich Jugendliche, die von anderen wussten, die dieses Verhalten zeigten, um ein Drittel häufiger. Das zeigt, dass der Peergroup (anderen Jugendlichen, die als Bezugsgruppe betrachtet werden) hier als Risikofaktor eine Schlüsselrolle zukommt.

Dass Selbstverletzungen an Schulen in Wellen auftreten, habe ich wieder und wieder beobachtet. Deshalb teile ich die Besorgnis vieler Schulgemeinschaften zu Nachahmungsfällen. Ich habe einfach schon zu oft gehört, dass junge Menschen mir gestanden, sie hätten sich nach einem Vortrag oder einem Workshop an ihrer Schule absichtlich verletzt. Wenn mich Schulen während einer „Selbstverletzungsepidemie" also bitten, mit den Jugendlichen über dieses Thema zu reden, schlage ich vor, lieber über Selbstfürsorge, Resilienz und Dankbarkeit zu sprechen. Das sind Elemente, die anhaltende Veränderungen in Gang setzen.

Eunice hatte ihr Wissen über selbstverletzendes Verhalten aus der Schule bezogen. Sie schrieb:

> In der achten Klasse hörte ich in der Schule und von Freundinnen zum ersten Mal von Selbstverletzungen. Ich weiß

> noch, wie ich dachte: Wenn andere das für hilfreich halten, wäre das doch bestimmt auch etwas für mich.

Ihre Mutter fügte hinzu:

> In der neunten Klasse gab es in der Schule einen Vortrag, der sie interessierte. Aber leider war das wenig hilfreich, sondern lieferte ihr nur neue Ideen. Ich war wirklich sehr enttäuscht, welche Folgen das für sie hatte

Für Eunice wurde Selbstverletzung sehr schnell zur Gewohnheit und beeinträchtigte sie stark.

Unter den Jugendlichen, die ich als Mentorin betreut habe, fing die breite Mehrheit mit selbstverletzendem Verhalten an, weil sie anderen dabei zugesehen hatten oder weil es ihnen jemand vorgeschlagen hatte. Im Jugendalter haben Gleichaltrige sowie der Freundeskreis (die Peergroup) so starken Einfluss, dass Jugendliche bereitwillig etwas ausprobieren, dass ihre Peers ihnen nahelegen, ob nun „Ritzen“, der Konsum von Drogen, Alkohol oder Nikotin oder Ähnliches. Das Umfeld ist sehr wichtig und hat enorme Bedeutung für sie. Studien bestätigen, dass vulnerable Personen sich in Gruppen zusammenschließen, weil sie die gleichen Stressauslöser teilen.

Jungen, mit denen ich gesprochen habe, sagten mir, dass die Entscheidung, sich zu ritzen, über Kontakte zu Mädchen zustande kam. Paul hat damit in der achten Klasse experimentiert. Er sagte mir: „Ich glaube, ich wollte mich damit bei den Mädchen beliebt machen. Die haben jeden Tag übers Ritzen gesprochen. Ich habe es nur gemacht, um dazuzugehören. Aber ich bin schnell darüber hinausgewachsen. Damals wollte ich eben eine Zeitlang zu den ‚Emos‘ gehören.“

Mir sind auch Jungen begegnet, die zu älteren Jungen und Männern aufblickten, die über hochriskante Verhaltensweisen überschießende Emotionen bewältigen wollten. Wegen dieser Bewunderung hielten sie es auch für sich selbst für richtig, mit ihren Emotionen in vergleichbarer Form umzugehen.

Je nach Blickwinkel und tatsächlicher Absicht lässt sich rücksichtsloses Fahrverhalten bei großer Wut (oder gegen eine Wand zu schlagen, bis die eigene Hand blutet) somit als mangelnde Reife, „ein Ventil suchen" oder Selbstverletzung einstufen.

Das Einsetzen der Pubertät

Mir ist aufgefallen, dass junge Menschen oft um den Start der Pubertät herum mit selbstverletzendem Verhalten experimentieren. Interessanterweise ergab eine Umfrage, die im *Self-Harm and Adolescents Report* vorgestellt wurde, dass das erstmalige Auftreten dieser Verhaltensweisen eher mit der Pubertätsphase als mit einem bestimmten Alter zusammenfiel. Das spätere Einsetzen von Selbstverletzungen bei Jungen könnte demnach damit zusammenhängen, dass bei ihnen die Pubertät später beginnt als bei Mädchen. Der Zusammenhang zwischen Selbstverletzung und Pubertät wird mit einer speziellen neurologisch bedingten Vulnerabilität in dieser Entwicklungsphase assoziiert, die ein erhöhtes Risiko für emotionale Instabilität mit sich bringt.

Darüber hinaus erklärt der *Youth Mental Health Report: Youth Survey*: „Die Adoleszenz ist für alle jungen Menschen ein Zeitraum großer Veränderungen und kann mit diversen körperlichen, sozialen, emotionalen und schulischen Herausforderungen einhergehen. In diesem Zeitraum bildet sich die Identität heraus, die Jugendlichen wollen unabhängiger werden und sind auf dem Weg zum Erwachsenen oft dem Druck der Schule und des sozialen Umfelds ausgesetzt. Viele psychische Erkrankungen haben ihren Ausgangspunkt zu dieser Zeit." Junge Menschen brauchen in diesen Jahren definitiv zusätzliche Unterstützung, um zu lernen, gut für ihr eigenes Wohl zu sorgen.

Ob in der vierten, siebten oder neunten – das Einsetzen der Pubertät ist für junge Menschen ein einschneidender Zeitpunkt. Studien legen nahe, dass Mädchen in diesen Zeiten besonders anfällig dafür sind, sich zu ritzen. Aber mit der Pubertät gehen in der Regel noch weitere Einflussfaktoren einher. Auch instabile soziale Verhältnisse machen Jugendlichen – besonders Mädchen – zu schaffen. Andere Faktoren, die das Risiko signifikant erhöhen, sind depressive Symptome, riskanter Alkoholkonsum und beginnende sexuelle Aktivität.

Ergebnisse der Studie *Self-Harm and Suicide in Adolescents* bringen die Phase der Pubertät mit anderen Elementen in Verbindung, die junge Menschen für selbstverletzendes Verhalten anfälliger machen. Sie untersucht den Einfluss genetischer und biologischer Faktoren, psychiatrischer Störungen, von Persönlichkeitsmerkmalen (wie Impulsivität, Perfektionismus oder wenig Optimismus), Suizid oder Selbstverletzung im Umfeld, der Verfügbarkeit von Chancen für selbstverletzendes Verhalten und negativer Lebensereignisse oder sozialer Probleme. Die Pubertät ist ein Zeitraum körperlicher und sozialer Veränderungen, was all diese Punkte meistens verschlimmert.

Die Geschichte von Amanda

Amanda hat inzwischen acht Kinder. Sie war bereit, mir ihre Geschichte zu erzählen. Amandas Menstruation setzte kurz vor ihrem zehnten Geburtstag ein. In diesem Alter ist das eine echte Herausforderung! Der Beginn der Pubertät war eine chaotische Zeit für sie, in der ihr ganzes Leben ins Trudeln geriet, auch ihre psychische Gesundheit. In der sechsten Klasse begann sie, sich zu ritzen, und in den darauffolgenden Jahren trank sie Alkohol, rauchte, entwickelte andere riskante Verhaltensweisen wie die Beteiligung an gefährlichen Unternehmungen.

In der Zeit, als sie mit dem Ritzen anfing, war sie ihrer Aussage nach „im Kopf“ gelangweilt. Irgendwann saß sie in ihrem Zimmer, nahm eine Klinge zur Hand und schnitt sich damit in den Arm. Sie kann sich nicht erinnern, von anderen etwas über Selbstverletzung gehört oder in ihren geliebten Zeitschriften darüber gelesen zu haben.

Amanda sagt:

> Im Rückblick betrachtet hatte ich schon sehr früh psychische Probleme. Ich brauchte den Endorphinsturm, um mit allem klarzukommen, also griff ich nicht nur zu Selbstverletzung, sondern auch zu anderen Methoden. Zum Beispiel stahl ich Dinge. Das einzige Problem war, dass ich es „wieder und wieder machen" musste, also war das keine sinnvolle Bewältigungsstrategie. Man kommt nicht klar, glaubt es aber. Alles wird nur zugedeckt. Du denkst, du kannst etwas damit bewältigen, aber das stimmt ganz und gar nicht. Es geht nur darum, dass du dich nicht mit dem auseinandersetzen willst, was in dir vorgeht.
>
> Als ich in die Pubertät kam, habe ich nicht nur mit Selbstverletzung angefangen. Ich habe auch schöne Hobbys wie Ballett aufgegeben, in denen ich gut war.
>
> Ich fand meine Beine zu dick, und dachte, dass mein Trikot nicht genug von meinen wachsenden Körperformen bedeckte. Ich wollte meine Beine nicht mehr zeigen, was absurd ist, denn im Jahr darauf wollte ich sie stolz zur Schau stellen! Das war in der vierten Klasse, und ich war ungefähr zehn Jahre alt, als sich alles für mich veränderte.

Als ich Amandas Story hörte, registrierte ich neben dem frühen Eintritt der Pubertät noch andere Risikofaktoren, von denen signifikante Depressionen in der Familienanamnese, Impulsivität und Risikofreude besonders auffällig waren. Als Amanda neun war, verstarb zudem eine wichtige Bezugsperson, was ihren Worten nach starken Einfluss auf sie hatte. Sie liebte Horrorfilme und -bücher, weshalb die zuständige Pflegekraft in der Klinik Amandas Eltern riet, diese Filme und Bücher zu entsorgen, weil davon auszugehen sei, dass sie zu ihrem Wunsch nach selbstverletzendem Verhalten beitrugen. Mit elf wurde sie sexuell missbraucht, was aus ihrer Sicht ebenfalls ihr anhaltendes Bedürfnis nach Selbstverletzung nährte. Wenn solche Erfahrungen beim Einsetzen der

Pubertät zusammenkommen, besteht meiner Meinung nach ein deutlich erhöhtes Risiko für den jungen Menschen.

Amanda hat eine liebevolle, fürsorgliche Familie, auf die sie „bis zum Mond und zurück" nichts kommen lässt. Sie legt großen Wert auf die Feststellung, dass Eltern nicht immer für die Entscheidungen ihrer Kinder oder deren psychische Probleme verantwortlich sind.

Motive für selbstverletzendes Verhalten

Dass Jugendliche sich unter Umständen selbst verletzen, nachdem sie dieses Verhalten im Freundeskreis gesehen haben, heißt nicht, dass hier die Ursache liegt. Die Ursache ist immer ein inneres Motiv. Eltern sollten Selbstverletzung als nonverbales Verhalten verstehen, das entweder einen „Schmerzensschrei" oder einen „Hilferuf" darstellt. Beide Formen entsprechen einer Bitte um gezielte Unterstützung, die dann auf das Kind zugeschnitten werden kann, sobald die Eltern das Motiv dahinter verstehen.

65 Prozent der Betroffenen nennen mindestens ein „Hilferuf"-Motiv, 87 Prozent mindestens ein „Schmerzensschrei"-Motiv (siehe nächsten Abschnitt). Diese Aussagen waren genderübergreifend konsistent. Für mich ist das ein Hinweis darauf, dass die Gründe für Selbstverletzung breit gefächert sein können und sich daher nicht auf die nachfolgende Liste beschränken. Zudem können die Motive sich auch je nach den jeweiligen Begleitumständen verändern.

Die Ergebnisse der Studie *The Child and Adolescent Self-Harm in Europe (CASE)* waren mir in der *Youth Excel's Psychology* Klinik eine große Hilfe, als ich häufig junge Menschen bei mir hatte, die sich selbst verletzten. Dass ich in der Lage war, ihre individuellen „Schreie" zu vernehmen und einzuordnen, war unglaublich hilfreich bei dem Bemühen, zu den Jugendlichen, die mich aufsuchten, eine Verbindung zu finden. Nachdem mir das bewusst geworden war, konnte ich ihre Bedürfnisse zunehmend besser einschätzen und sie gezielter unterstützen.

Bei einem „Schmerzensschrei“-Motiv will eine junge Person beispielsweise

- dass ein schrecklicher Gemütszustand vorübergeht,
- einen Ausweg aus einer unmöglichen Lage,
- sich selbst bestrafen,
- sterben.

Bei einem „Hilferuf“-Motiv will eine junge Person möglicherweise

- zeigen, wie verzweifelt sie ist,
- jemandem einen Schreck einjagen,
- jemandem etwas heimzahlen,
- herausfinden, ob jemand sie wirklich liebt,
- jemanden auf sich aufmerksam machen.

Wenn Sie einen Jugendlichen kennen, der sich selbst verletzt, überlegen Sie, ob eines (oder mehrere) dieser Motive dahinterstecken könnte. Wenn Sie etwas identifizieren, können Sie Ihre Worte und Ihr Unterstützungsangebot so wählen, dass es diesem Bedürfnis entgegenkommt. Denken Sie daran, dass wir weniger auf die Schnitte am Arm achten sollten, als auf den Schmerzensschrei oder Hilferuf, für den sie stehen.

Ich habe zum Beispiel mit Jugendlichen gearbeitet, die nicht damit klarkamen, dass ihre Eltern eine neue Ehe eingingen. Sie fühlten sich extrem einsam und verlassen. Die Selbstverletzung war ein stummer Hilferuf. In solchen Fällen war es von Seiten der Eltern angezeigt, die Gefühle ihres Kindes zur Kenntnis zu nehmen und individuell darauf zu reagieren. Ein neutraler Dritter, zum Beispiel ein Psychologe, konnte sie dabei unterstützen. So ein Prozess ist für keinen der Beteiligten leicht!

Ich habe auch mit jungen Menschen gearbeitet, die gemobbt wurden und deren Selbstverletzung ein Schmerzensschrei war.

Meistens fällt es Jugendlichen schwer, mit Erwachsenen über Mobbing zu sprechen. Sie fressen den dadurch verursachten Schmerz in sich hinein. In solchen Fällen stellen Eltern mitunter fest, dass die Selbstverletzungen zurückgehen, wenn das Problem selbst angegangen wird.

Denken Sie immer daran, dass es bei der Suche nach den Ursachen nicht um Schuldzuweisungen geht. Es kann eine Hilfe sein, die Motive zu verstehen. Wenn psychische Labilität mit stressbelasteten Lebensereignissen zusammenfällt (einschließlich Familienproblemen oder persönlichem Schmerz), kommt es bei Jugendlichen eher zu selbstverletzendem Verhalten. Die Kombination der verschiedenen Elemente wird irgendwann zu viel und verleitet Jugendliche zu falschen Bewältigungsstrategien.

Die Logik der Psyche verstehen

Das folgende, häufige Szenario bietet mehr Erklärungen zu den psychologischen Vorgängen bei Selbstverletzung und der Frage, wie Schmerzensschrei oder Hilferuf hier hereinspielen.

> Beim Aufwachen ist Emma in einem turbulenten Gefühlszustand. Sie hat viele fällige Aufgaben und hat nicht gut geschlafen. In der Schule kommt es zum Streit mit einer Freundin, mit der sie häufig aneinandergerät. Sie fühlt sich allein, ja, isoliert.
>
> Als sie zu Hause ankommt, überschlagen sich ihre Gedanken. Sie möchte sich mit Fernsehen ablenken, muss aber pausenlos an diese Freundin denken und wie immer alles schief geht. Sie macht sich Vorwürfe. Emma sucht Zuflucht in den sozialen Medien (die guten alten sozialen Medien!) und sieht dort, dass ihre Freundin am Wochenende mit einem anderen Mädchen losziehen will. Das Gefühl, allein zu sein, allein zu bleiben und angegriffen zu werden, wird stärker. Vielleicht denken alle ihre Freunde so über sie?

Sie geht duschen und hört Musik. Normalerweise ist eine warme Dusche beruhigend für sie, aber diesmal nicht. Sie fängt an zu weinen. Sie möchte mit ihrer Mutter über ihren Tag reden, aber die ist beschäftigt. Die Mutter kommt gerade erst von der Arbeit und hat alles Mögliche im Kopf. Die Mutter sagt: „Du weißt doch, wie Kirsty ist. Einfach nicht beachten. Kümmere dich lieber um dein Leben. Geh und mach deine Hausaufgaben."

In den folgenden 40 Minuten wird es immer schlimmer. Emma weint, schaut auf ihr Handy, hört traurige Musik, immer im Wechsel. Sie versucht, sich zu beruhigen, aber nichts scheint ihr zu helfen. Irgendwann denkt sie: *Ich halte das nicht mehr aus. Wenn das nicht bald aufhört, mache ich eine Dummheit.*

Bei ihr steckt ein „Schmerzensschrei" hinter ihrem Verhalten. Bei anderen jungen Menschen könnte es auch ein „Hilferuf" sein, der besagt: *Wenn ich mich ritze, sieht Mama vielleicht, wie furchtbar ich mich fühle,* oder aber: *Wenn ich mich ritze, wird Kirsty sehen, wie sehr ich darunter leide.*

Junge Menschen sagen mir, sie hätten gehört, dass Selbstverletzung funktioniert. In Emmas Fall ritzt Kirsty sich und hat Emma erzählt, das hätte ihr das Leben gerettet.

Emma entnimmt eine Klinge aus ihrem Anspitzer und ritzt sich damit am Oberschenkel. Ihr Körper schüttet Endorphine aus, die den Schmerz eindämmen, ganz ähnlich wie die schmerzstillenden Endorphine, die nach anstrengendem Training oder einer Klettertour ausgeschüttet werden. Nach der Endorphinfreisetzung beschreibt Emma ein anfängliches Hochgefühl, wie ein Rausch, das einen veränderten chemischen Zustand im Körper ankündigt.

Psychisch verlagert sich die Aufmerksamkeit an diesem Punkt auf den körperlichen Schmerz, das sichtbare Blut und die Verletzung. Emma stellt fest, dass ihre Freundschaftsprobleme auf einmal zweitrangig sind. Der körperliche Schmerz lenkt von dem emotionalen Schmerz ab.

Nach dem Endorphinrausch berichtet Emma von starker Traurigkeit oder einem betäubenden Schmerz, der dazu führt, dass sie erschöpft dicht macht und zusammenbricht. Ihr Körper muss sich regenerieren. Der Dominoeffekt dieses Hormonabfalls macht genauso süchtig wie das vorherige Hochgefühl. Während ihr Körper heilt, kämpft Emma gegen die Schuld- und Schamgefühle an, die mit ihrem Wunsch nach Selbstverletzung einhergehen. Sie versucht, ihre Narben zu verstecken.

Wie alle destruktiven Verhaltensweisen geht Selbstverletzung mit einem starken Suchtfaktor einher, weil es die neuronalen Schaltkreise oder Signalwege im Gehirn so verdrahtet, dass Selbstverletzung als entlastend empfunden wird. Je öfter sich die jungen Menschen schneiden, desto stärker wird der Schaltkreis „Stress + Ritzen = Linderung".

In seinem Artikel *The Functions of Self-Injury in Young Adults* (Warum junge Erwachsene sich selbst verletzen) erklärt Klonsky, wie Teilnehmende vor der Selbstverletzung tendenziell überfordert, traurig und frustriert waren und hinterher ruhig und gelassen. Diese Gefühlsveränderungen lassen Rückschlüsse auf die Häufigkeit von Selbstverletzungen im Laufe des Lebens zu und deuten darauf hin, dass sie das Verhalten verstärken.

Im nächsten Teil skizziere ich, wie anders das heranreifende Gehirn auf Selbstverletzung reagiert, sobald es diese als übliche Bewältigungsstrategie übernimmt. In meinen Augen zählt dies zu den wichtigsten Punkten, die Eltern verstehen sollten.

Was löst Selbstverletzung im Körper aus?

Ich habe in Kliniken mit jungen Menschen gearbeitet, die ihre Körper seit Jahren malträtierten. Ich habe mit Achtklässlerinnen zusammengesessen, die gerade zum ersten Mal „ihre Handgelenke zerkratzt" hatten. Ich habe sechsjährige Jungen gesehen, die sich bei ihren Wutanfällen regelmäßig absichtlich verletzten. Ich habe aber auch junge Menschen kennengelernt, die einmal versuchten, sich zu verletzen, dann in einem Beratungszentrum um Hilfe baten, und es blieb bei diesem einen Gespräch. Ich habe sie alle unterstützt, Jugendliche mit kurzzeitigen, leichten Episoden und die, die sich chronisch, ihr Leben lang verletzten.

Eine Frage, die ich mir immer wieder stelle, lautet: Wann und wie wird Selbstverletzung zur unkontrollierbaren Gewohnheit?

Ehe es weitergeht, möchte ich jedoch zwei Begriffe definieren, die ich verwenden werde: „fakultative Selbstverletzung" und die „habituelle Selbstverletzung".

Mit dem Begriff „fakultative Selbstverletzung" beschreibe ich Verhaltensweisen, die eine junge Person absichtlich und bewusst vornimmt. Dieses Verhalten ist sehr zielorientiert.

Mit der Bezeichnung „habituelle Selbstverletzung" beschreibe ich Verhaltensweisen, die automatisch, routinemäßig oder auch gewohnheitsmäßig erfolgen. Hier ist das Verhalten zur Sucht geworden.

Jedes fakultative Verhalten, dem eine Belohnung folgt, wird verstärkt. Bei wiederholtem Einsatz und zuverlässiger Belohnung wird fakultatives Verhalten zur Gewohnheit (habituell). Selbstverletzung kann so bei jungen Menschen zur Standardreaktion für die Regulierung von Stress oder emotionalem Schmerz werden.

Interessanterweise verarbeitet das Gehirn fakultative und habituelle Selbstverletzung unterschiedlich. Gezielte, fakultative Selbstverletzung wird im Gehirn im ventralen Striatum verarbeitet, einer Region, die für Belohnung, Kognition, Verstärkung und Motivation zuständig ist.

Der Körper funktioniert bei fakultativer Selbstverletzung relativ normal. Die Selbstverletzung erzeugt noch Angst und körperliche Schmerzen. Das Schmerzverarbeitungssystem ist noch intakt, die Selbstverletzung ist noch nicht das erste und automatische Mittel der Wahl, um die Situation zu bewältigen.

Wenn dieses Verhalten zur Gewohnheit wird, lässt sich eine stärkere Aktivierung im dorsalen Striatum beobachten. Habituelle Selbstverletzung aktiviert dann den Teil des Gehirns, der über motorische Funktionen, Impulskontrolle und Reiz-Reaktions-Lernen die Kognition beeinflusst.

Sobald die Selbstverletzung gewohnheitsmäßig abläuft, besteht eine enge Verbindung mit einer bestimmten Situation oder einem bestimmten Gefühl: Tritt diese Situation oder dieses Gefühl ein, so ist Selbstverletzung die erste Reaktion. Durch bestimmte Hinweisreize oder Umstände kann es sogar automatisch und routinemäßig ablaufen und beispielsweise die prompte Reaktion auf Gefühle wie Stress, Kontrollverlust oder Traurigkeit werden. Eventuell identifiziert sich der junge Mensch auch mit dem Selbstverletzen und stumpft gegen die Angst und den Schmerz ab.

Dass gewohnheitsmäßige Selbstverletzung weniger Angst und körperlichen Schmerz erzeugt als fakultative Selbstverletzung, könnte auf physiologische Gründe zurückgehen. Ein naheliegender Grund für die höhere Schmerzschwelle ist der abweichende Spiegel endogener Opioide, einer Hormongruppe, die mit schmerzlindernden Mechanismen im Gehirn zusammenhängt. Zu den Zusammenhängen zwischen endogenen Opioiden und Schmerzwahrnehmung wird viel geforscht.

Jüngere Studien ergaben, dass Menschen, die sich selbst verletzen, im Vergleich zu anderen, die dies nicht tun, eine abweichende Biochemie aufweisen, insbesondere bei den Opioidspiegeln. Das führt dazu, dass das körpereigene Schmerzverarbeitungssystem nicht mehr richtig funktioniert. Die Schmerzschwelle für Selbstverletzung steigt bei der jungen Person an, womit der Akt der Selbstverletzung fast mühelos wird. Um das erwünschte Ergebnis zu erzielen, muss sich diese Person dann auch stärker verletzen.

Bei meiner Arbeit mit Jugendlichen beobachtete ich durchgängig, dass die Schmerzschwelle für dieses Verhalten ansteigt, je häufiger sie sich selbst verletzen. Außerdem fiel mir auf, dass es mit der Zeit weniger Überwindung kostet, den eigenen Körper zu verletzen, weil man sich zunehmend mit diesem Verhalten identifiziert und die Toleranz dafür wächst. Eunice, deren ganze

Geschichte Sie in Kapitel 10 finden, erklärte dies so mit ihren Worten: „Nach einem Jahr der Selbstverletzung stieg meine Schmerztoleranz an. Ich brauchte mehr Schmerz, um mich von dem abzulenken, was Depressionen und Angst mit mir machten."

Als Eltern oder verantwortliche Erwachsene müssen wir den Unterschied zwischen fakultativer und habitueller Selbstverletzung verstehen, damit wir entsprechend reagieren und die Jugendlichen unterstützen können. Es ist mir extrem wichtig, bei Selbstverletzung frühzeitig zu reagieren, weil das der Zeitpunkt ist, an dem eine Intervention am meisten Erfolg verspricht. Wann die „freie" Entscheidung zur Gewohnheit wird, ist individuell unterschiedlich und hängt von verschiedenen Faktoren ab. Hierzu zählen die Häufigkeit und Intensität der Selbstverletzung und die persönliche Vulnerabilität.

Einige Wissenschaftler sehen bei habitueller Selbstverletzung Anhaltspunkte für eine genetische Veranlagung. Die vorliegenden Daten gestatten jedoch noch keine schlüssigen Aussagen, ob dies tatsächlich so ist. Künftige Studien zu dieser Frage wären eine große Hilfe für die Prävention von selbstverletzendem Verhalten.

Abschließende Gedanken

Je früher wir mit jungen Menschen in Bezug auf Selbstverletzung und die damit einhergehende psychische Problematik ins Gespräch kommen, desto höher stehen die Chancen, zu einem Zeitpunkt zu intervenieren, in dem dieses Verhalten noch fakultativ oder willentlich stattfindet. In den folgenden Kapiteln geht es um Kommunikation und Verbindung, denn damit beginnt echte Veränderung. Ich werde sehr praxisnah darlegen, was Eltern tun sollten, wenn sie erstmals feststellen, dass ihr Sohn oder ihre Tochter sich selbst verletzt, und wie sie ihr Kind anschließend auf dem Weg zu gesundem Verhalten unterstützen können. Lassen Sie uns zuvor jedoch die Rolle des Internets beleuchten.

Kernaussagen aus diesem Kapitel

- Jemanden zu kennen, der sich selbst verletzt oder einen Suizidversuch unternommen hat, erhöht das individuelle Risiko. Laut einer Studie verletzten sich Jugendliche, die von anderen wussten, die dieses Verhalten zeigten, um ein Drittel häufiger. Das zeigt, dass der Peergroup als Risikofaktor eine Schlüsselrolle zukommt.
- Der Zusammenhang zwischen Selbstverletzung und Pubertät wird mit einer speziellen neurologisch bedingten Vulnerabilität in dieser Entwicklungsphase assoziiert, die ein erhöhtes Risiko für emotionale Instabilität mit sich bringt.
- Selbstverletzung bei Jugendlichen kann sowohl ein „Schmerzensschrei" als auch ein „Hilferuf" sein.
- Bei der Suche nach den Ursachen geht es nicht um Schuldzuweisungen. Es kann aber helfen, die Motive zu verstehen.
- Wenn psychische Labilität mit stressbelasteten Lebensereignissen zusammenfällt (einschließlich Familienproblemen oder persönlichem Schmerz), kommt es bei Jugendlichen eher zu selbstverletzendem Verhalten. Die Kombination der verschiedenen Elemente wird irgendwann zu viel und verleitet Jugendliche zu falschen Bewältigungsstrategien.
- Wie alle destruktiven Verhaltensweisen geht Selbstverletzung mit einem starken Suchtfaktor einher, weil es die neuronalen Schaltkreise oder Signalwege im Gehirn so verdrahtet, dass Selbstverletzung als entlastend empfunden wird.
- Je öfter sich die jungen Menschen schneiden, desto stärker wird der Schaltkreis „Stress + Ritzen = Linderung".
- Jedes fakultative Verhalten, dem eine Belohnung folgt, wird verstärkt. Bei wiederholter Ausübung und zuverlässiger Belohnung wird aus fakultativem Verhalten eine Gewohnheit.

Kapitel 3
Die Rolle des Internets

Die stellvertretende Schulleiterin einer Grundschule – die bei uns in Australien auch die Orientierungsstufe umfasst, also die Klassen 1 bis 6 – erklärte mir, wie schwierig es sei, das Thema Selbstverletzung gegenüber Eltern anzusprechen. „Es ist meine Aufgabe, die Eltern auf selbstverletzendes Verhalten hinzuweisen", sagte sie. „Aber Eltern tun das oft als ‚Aufmerksamkeit heischen' ab, auch wenn es die Vorstufe zu etwas viel Größerem sein könnte. Sie scheinen den Ernst der Lage nicht zu begreifen. Dieses Jahr hatte ich zwei derartige Elterngespräche, und beide Male hörte ich: ‚Ach, was', und ‚Da steckt nichts Ernstes dahinter.' Das machte mich betroffen."

Lehrkräfte erzählen mir regelmäßig von Kindern im Alter von erst neun oder zehn Jahren, die ihre Anspitzer zerbrechen, die Klingen herausnehmen und unter den Schultischen an ihren Beinen herumschneiden. Das Alter dieser Kinder fasziniert und schockiert mich gleichermaßen.

Auf meine Frage, wie die Schule bei so jungen Kindern mit einem derart sensiblen Thema umgeht, erklärte mir eine Lehrerin: „Wir nehmen sie einzeln beiseite, stellen direkte Fragen und sehen dann weiter. Es ist ihnen nicht peinlich, darüber zu reden. Die Kleinen sind da zugänglicher als die Teenager. Sie wissen, dass Erwachsene ihnen schwierige Fragen stellen wollen, und sie legen sich vorher keine Antworten zurecht. Sie haben noch nicht gelernt, wie man sich verstellt. Sie haben mehr Vertrauen zu Erwachsenen. Wir können ihnen sagen, dass Selbstverletzung nicht weiterhilft, und wir können Hilfe für sie organisieren, weil sie uns vertrauen. Bei den Kleinen haben die Lehrkräfte noch so viel Einfluss."

Wenn man diese Lehrkräfte fragte, warum sich ihrer Meinung nach Kinder dieser Altersgruppe selbst verletzen, wird als

Erstes das Internet genannt: „Kinder sehen auf Netflix und YouTube schon so vieles ungefiltert, und niemand schaut ihnen dabei über die Schulter. Das ist das Problem. Sie erfahren so viel früher so viel mehr. Und die Produktionsgesellschaften versuchen, die Bedürfnisse ihres Marktes zu befriedigen."

Es ist wirklich wichtig, dass Eltern ein Auge darauf haben, ob ihre Kinder früh von Selbstverletzung erfahren, denn Kinder experimentieren gern mit „erwachsenen" Methoden, um ihre Emotionen auszudrücken und zu regulieren. Wenn Eltern Augen und Ohren offenhalten, werden sie registrieren, wann es in den Nachrichten, Filmen und Shows um selbstverletzendes Verhalten geht. Wie explizit diese Inhalte sind, hängt von den Vorgaben für bestimmte Altersstufen und landes- und senderspezifischen Richtlinien ab. Es braucht jedoch nicht viel, um ein Kind, das zu diesem Zeitpunkt vielleicht gerade besonders gefährdet ist, auf solche Ideen zu bringen.

Eine Mutter erzählte mir:

> Wir sehen jede Folge *Home and Away* (eine beliebte australische Seifenoper). Ich selbst bin damit aufgewachsen und habe das mit meinen Töchtern beibehalten. Um 19 Uhr lassen wir alles stehen und liegen und hocken uns vor den Fernseher. Und in der einen Folge ist ein Mädchen vor dem Fernseher eingeschlafen, und ihr Bruder kommt nach Hause. Er sieht, dass ihr Rock ein Stück hochgerutscht ist, will ihn zurechtziehen und ihr eine Decke über die Beine legen. Dabei bemerkt er die Narben an ihrem Oberschenkel. Ritzen scheint in den Shows für Teenager ein großes Thema zu sein, und die Kinder reden in der Schule darüber. Wir glauben, dass unsere Tochter über diese Kanäle darauf gekommen ist, sich bei Frust zu schneiden.

Ein besonderes Problem stellt Netflix dar, weil für jedes Angebot unterschiedliche Richtlinien für die Selbstzensur herrschen. Das Netzwerk Tumblr ist eine Blogging-Plattform, die u. a. für ihre aktiven Inhalte zu selbstverletzendem Verhalten bekannt ist. Die Hälfte aller Beiträge auf Tumblr, die mit Selbstverletzung zu tun haben, sind Bilder. Fehlende Moderation, Anonymität und ein offenes Forum machen es dort leicht, ungefiltert die schwersten und dunkelsten Seiten von Selbstverletzung zu zeigen.

Eine perfekte Plattform zum Teilen von Selbstverletzungsbildern ist auch der Messenger-Dienst Snapchat. Die zeitlich begrenzte Verfügbarkeit der verschickten Fotos („Snaps") macht es jungen Menschen leicht, diese vor ihren Eltern zu verbergen. Auch Instagram, das Mikroblogging mit dem Teilen von Fotos und Videos verknüpft, wird von Menschen, die sich selbst verletzen, häufig genutzt. Sobald „unangemessene" Hashtags durch eine Nachricht wie „Können wir helfen?" überblendet werden, werden sie in der Community rasch durch andere Alternativen ersetzt.

Junge Leute nutzen vor allem Schlagworte und Hashtags, um Inhalte zu finden, Bilder zu teilen und sich mit anderen über Selbstverletzung auszutauschen. Um besser zu begreifen, wie sich diese Gruppen zusammenfinden und Plattformen auf potenziell schädliche Weise nutzen, können Sie folgende englische Hashtags in Ihren Browser eingeben (auch in die Bildersuche) oder diese auf einschlägigen Plattformen als Suchwörter nutzen: #selfharmmm #sh #cat #blood #bloodyknuckles #depression #depri #deprigirl #selfinjuryy #mysecretfamily #secretsociety123 #scars #shscars #thinspo (Anorexie) #proanna (Anorexie) #deb (Depression) oder #annie (Angst). (Um sich einen ersten Überblick zu verschaffen, können Sie in Ihrer Suchmaschine Kombinationen wie „Ritzen" und „Bilder" oder „Fotos" eingeben oder mit den Hashtags #Blut und #Selbstverletzung nach Fotos oder Videos suchen. Auf der Seite best-hashtags.com können Sie auch deutschsprachige Begriffe wie #schneiden ausprobieren und sehen sofort passende Kombinationsvorschläge, mit denen Sie den einschlägigen Communities näherkommen. Zum Teil auftretende Rechtschreibfehler in Suchbegriffen sind Absicht, um nicht blockiert zu werden. Bitte achten Sie bei solchen

Recherchen gut auf sich, denn die Inhalte können sehr explizit sein; Anm. d. Ü.)

Das Internet ist unablässig im Fluss. Websites und Foren zu selbstverletzendem Verhalten werden regelmäßig aktualisiert, neu erstellt oder auch gelöscht. Wenn beliebte Seiten aus dem Netz genommen werden, füllen schnell andere die entstandene Lücke. Erwachsene blockieren die eine Website, doch die Jugendlichen suchen sich einfach eine andere. Wenn Instagram aus der Mode kommt, ziehen die Jugendlichen zu TikTok weiter. Diese Fluidität macht es schwerer, Kinder und Jugendliche vor destruktiven Inhalten zu bewahren. Eltern fühlen sich definitiv überfordert, wenn es darum geht, gefährdete Kinder im Netz zu schützen und anzuleiten.

Hilfreich oder gefährlich?

Mit 51,3 Prozent haben mehr als die Hälfte der jungen Menschen, die sich selbst verletzten, vorher im Internet aktiv nach Selbstverletzungsmethoden oder Material im Zusammenhang mit Suizid gesucht. Der *Youth Mental Health Report: Youth Survey* zeigt zudem auf, dass Kinder und Jugendliche mit möglicherweise ernsthaften psychischen Erkrankungen in erster Linie bei drei Stellen Hilfe suchen: den Freunden, den Eltern und dem Internet. Nicht gefährdete Altersgenossen hingegen wenden sich zunächst an Freundeskreis, Eltern und Verwandte oder Freunde der Familie. Zwar schreiben einige Studien dem Internet eine entscheidende Rolle für den Beginn dieses Verhaltens zu, aber die meisten sagen aus, dass die Befragten sich im Internet umsahen, um ihre Gedankengänge und ihr selbstverletzendes Verhalten zu begreifen. Das Internet diente als Ergänzung für Selbstverletzung, nicht als Katalysator. Wie bereits beschrieben geht der Selbstverletzung eine grundsätzliche Vulnerabilität voraus.

Andererseits kann das Internet selbstverständlich auch hilfreich sein, indem es Hilfsangebote aufzeigt, Stressabbau und Bewältigungsstrategien ermöglicht und Kontakt zu Foren aufbauen kann, die positive Beziehungen bestärken. Jacob hat sich in der Mittelstufe regelmäßig geritzt, um Probleme zu bewältigen. Er erzählte mir:

> Meine Interneterfahrungen waren insgesamt positiv. Ich habe in diesen Foren stabile Freundschaften geknüpft, über psychische Probleme geredet und anderen durch ihre Probleme durchgeholfen, bis sie diese besser verstanden. Das Internet kann auf manche einen negativen Einfluss haben, das bezweifle ich nicht, aber bei mir persönlich war es nicht so.

Auf diejenigen, die sich selbst verletzen, haben Internet-Kontakte allerdings einen überwiegend negativen Einfluss: Sie normalisieren Selbstverletzung, zeigen die Techniken auf und ermuntern zu Heimlichkeiten. Oft führt dies zu drastischeren Methoden und Techniken und dazu, dass sie häufiger eingesetzt werden.

Viele Schulen können diese Studienergebnisse aus eigener Erfahrung bestätigen. Ein Vertrauenslehrer sagte mir: „Wenn junge Menschen sich zum ersten Mal selbst verletzen, sind sie teilweise ziemlich naiv. Manche sehen so etwas im Internet und experimentieren dann relativ unschuldig mit Kratzern am Arm, am Bein oder am Bauch. Mich besorgt, wenn ein Teil dieser experimentierfreudigen Jugendlichen dann den Kontakt zu ‚erfahrenen' Selbstverletzenden sucht und so mit Dingen in Kontakt kommt, vor denen sie sonst sicher gewesen wären."

Die Geschichte von Kate

Kate hatte mit selbstverletzendem Verhalten und Essstörungen zu kämpfen. Sie stellte fest, dass sie ihre Online-Aktivität und Online-Zeit spürbar verändern musste, um aus destruktiven Verhaltensmustern auszubrechen. Über das Internet kam sie zu kritischen Zeitpunkten in ihrem Leben mit diversen schädlichen Einflüssen und Beziehungen in Kontakt. Das ist ihre Geschichte:

Mit 14 Jahren ging es mir psychisch sehr schlecht. Ich war im Internat, deshalb dachten alle, ich hätte einfach Heimweh. Für sie war ich eben ein stilles Kind. Emotionen konnte ich ohnehin schlecht verarbeiten, sodass ich anfälliger dafür war, ungute Bewältigungsstrategien zu wählen. Um mit meinen Emotionen klarzukommen, verletzte ich mich selbst und entwickelte eine Essstörung. Beides nutzte ich, um es im Internat auszuhalten. Niemand bemerkte etwas, bis ich in der elften Klasse war. Zwei Jahre lang konnte ich es geheim halten.

Mit 18 lebte ich auf dem Land und hatte wenig Kontakt zu Gleichaltrigen. Deshalb hatte das Internet sehr viel Einfluss auf mich. Kontakt zu anderen hatte ich vor allem bei der Arbeit. Eine Kollegin war etwa in meinem Alter, aber die übrigen waren alle über zehn Jahre älter als ich. So wurde das Internet für mich der Ort, wo ich Hilfe und Unterstützung suchte. Ich hatte niemanden, mit dem ich hätte bereden können, was in mir vorging, und die Online-Community war ein Ort, den ich leicht aufsuchen konnte.

Aber sehr bald schadete mir das. Mithilfe des Internets wollte ich herausfinden, wie man schneller abnimmt, wie man am besten trainiert und wie man sich geschickt selbst verletzen und diese Verletzungen vor anderen verbergen kann. Es war wie ein Selbststudium. Ich fand „Freunde", aber „Freunde" ist der falsche Ausdruck. Ich kam mit Leuten in Kontakt, die mich zu wirklich schlechten Bewältigungsstrategien ermutigten. Zuspruch trieb uns nur noch weiter an.

Inzwischen bin ich 23. Laut Diagnose bin ich bipolar, aber ich bin gut eingestellt. Ich muss jeden Tag auf mich aufpassen. Besonders gut bin ich immer noch nicht darin, aber ich lerne dazu. Ich werde gut betreut und kann auf ein gutes Unterstützungssystem bauen. Meinem Team vertraue ich, und manchmal muss ich mich auf ihr Urteil verlassen. Zu meiner Therapie gehören auch Medikamente. Ich habe gute Freunde, mit denen ich Sport treibe. Sie machen mir ständig Mut, besser zu werden.

Mit dem Internet kann ich deutlich besser umgehen, was bestimmt mit mehr Reife zu tun hat. Meinen alten Instagram-Account habe ich gelöscht. Ich musste ganz neu anfangen. Es ging mir um Gesundwerden, nicht um meine Krankheiten. Ich muss aufpassen, wem ich folge und wer mir folgt. Auf mein Profil passe ich gut auf. Es ist nicht sonderlich lustig, mit Selbstverletzungswünschen und einer Essstörung zu leben, darum musste ich etwas dagegen unternehmen.

Die Macht der Bilder

Ein zweiter Grund für den starken Einfluss des Internets ist, dass eindrückliche Bilder eine körperliche Reaktion auslösen, die den Wunsch nach Interaktion weckt. Studien haben klar herausgearbeitet, dass Selbstverletzung mit einem deutlichen visuellen Aspekt einhergeht. Der Anblick von Blut oder von einer Prellung ist ein wichtiger Teil dieses Prozesses.

Laut neuen Forschungsergebnissen können Online-Bilder wahrscheinlich eigenständig

- Erinnerungen an frühere Selbstverletzungsaktionen wecken,
- einen jungen Menschen dazu bringen, sich auszumalen, was andere bei dieser Tat wohl empfinden,
- eine junge Person anregen, vergleichbare Dinge zu tun wie auf den Bildern,
- zum Wetteifern anregen, ob die junge Person wohl mit dem Schweregrad oder den Techniken mithalten kann, die auf dem Bild zu sehen sind,
- einen jungen Menschen beschämen, weil er sich nicht in der Form verletzt wie auf den Bildern,

- dazu führen, dass man Bilder benutzt, um eine eigene Selbstverletzung zu triggern.

Wenn Jugendliche nach derartigen Bildern auf die Suche gehen oder sie im Freundeskreis herumgezeigt werden, entsteht eine starke emotionale Verbindung zu diesen Inhalten. Mir sind Jugendliche begegnet, die nicht in der Lage waren, Bilder von selbstverletzendem Verhalten „abzuschütteln", ehe sie es real nachgemacht hatten.

Digitaler Fußabdruck

Besorgniserregend ist auch der digitale Fußabdruck, den junge Menschen nach Selbstverletzung oder psychischen Problemen hinterlassen. Ich habe etliche 14-Jährige betreut, die im Namen der Selbstdarstellung unschöne Bilder von ihren Selbstverletzungen gepostet hatten. Jahre später, wenn die Betroffenen Anfang 20 waren und einen klareren Kopf hatten, riefen sie mich wieder an, weil es ihnen Sorgen machte, dass diese Bilder immer wieder auftauchten. Inzwischen verstanden sie, mit welchem Stigma psychische Schwierigkeiten behaftet sind, und ihnen wurde klar, dass sie beruflich und privat unter der Präsenz dieser Bilder leiden könnten.

Susan McLean, eine führende australische Expertin für Cybersicherheit, war freundlicherweise bereit, mit mir über dieses Thema zu sprechen. Sie sagte: „Was einmal im Netz ist, bleibt für immer dort. Man bekommt es nicht mehr raus. Man kann nicht einfach bei Facebook anrufen und sagen: ‚Könnt ihr das bitte rausnehmen?' Aber wenn Jugendliche gerade neben sich stehen, ist ihnen das schlichtweg egal."

Leider kenne ich Jugendliche, die Freunden vertrauliche Bilder von Selbstverletzung über Apps wie Snapchat geschickt haben, die sich damit brüsten, dass diese Fotos nur kurz sichtbar sein würden, und hinterher feststellen mussten, dass davon ein Screenshot gemacht wurde, der dann in alle Welt ging. Die grausame Realität, dass das Netz ein öffentlicher Ort ist, erreicht die meisten Jugendlichen erst, wenn etwas schiefgeht.

McLean wies mich auch auf das „Recht auf Vergessenwerden“ hin, das in Europa eingeführt wurde. „In Australien übernehmen wir nicht immer europäisches Recht, aber es gäbe gute Gründe, beim Datenschutz nachzubessern. Bisher können wir nur auf Prävention setzen, und damit liegt viel Verantwortung bei denen, die Kinder und Jugendliche klinisch betreuen. Wir müssen sie zu einem Zeitpunkt auf ihren digitalen Fußabdruck hinweisen, zu dem dieser für sie keinerlei Priorität hat.“

Was verblasst schneller, eine Narbe am Arm eines jungen Menschen oder ein Post von der Selbstverletzung? Ich fürchte, das hängt davon ab, in welchem Land man lebt!

Selbstverletzungen strategisch angehen

Bei fast allen Problemen, mit denen Familien zu kämpfen haben, spielt das Internet eine Rolle, was auch für selbstverletzendes Verhalten gilt. Der Einfluss des Internets auf unser Zuhause lässt sich nicht leugnen. Aus diesem Grund rate ich Eltern dringend, das Online-Leben ihrer Kinder schon vor der Pubertät so zu organisieren, dass es auch die holprige Teenagerzeit übersteht. Es ist wichtig, dass wir Eltern uns informieren und von Anfang an einen Plan für die digitale Entwicklung unserer Kinder haben.

Und, ja, ich weiß, dass viele Kinder online volle Autonomie genießen. Es ist ausgesprochen schwierig, vielleicht sogar unmöglich, Inhalte zu beschränken, wenn dieser Grad der Unabhängigkeit erst einmal erreicht ist. Für Eltern kann es sehr belastend sein, ihrem Kind keine Regeln oder Grenzen mehr auferlegen zu können, besonders wenn sie wissen, dass es psychisch gerade instabil ist. Aber wenn Sie als Elternteil dies jetzt lesen: Bitte machen Sie sich klar, dass Sie mehr Einfluss haben, als Ihnen vielleicht bewusst ist, solange Sie die Rechnung zahlen!

Wenn Eltern entdecken, dass ihr Kind sich selbst verletzt, müssen sie mit einem Wust an Emotionen zurechtkommen. Es kommt ein Prozess in Gang, bei dem Eltern normalerweise ihre Erziehungsstrategien und ihren Erziehungsstil hinterfragen. Mitunter greifen sie zu rigorosen Einschränkungen und überwachen ihr Kind und die häusliche Informationstechnologie. Das ist ganz normal und angemessen.

Meiner Erfahrung nach reagieren Eltern bei Selbstverletzung gern mit folgenden Ansätzen, die je nach Erziehungsstil in den Familien auch in den Geschichten in diesem Buch auftauchen. Nichts davon ist eindeutig richtig oder falsch! Zur falschen Zeit kann auch die „richtige" Hilfe falsch sein. Deshalb sind professioneller Rat und individuelles Urteilsvermögen so wichtig. Wie bei vielem im Leben kommt es auch in der Erziehung meist auf das richtige Gleichgewicht an. Bleiben Sie flexibel!

Der erste Ansatz ist *mehr Kontrolle*. Eltern können zu Hause schärfere Online-Kontrollen durchsetzen. Sie können auch Gegenstände konfiszieren, die sich zur Selbstverletzung eignen. Manche Eltern befürchten, dass diese Vorgehensweise Widerstand provozieren könnte, anderen fällt es schwer, sie längere Zeit durchzuhalten. Die Wirksamkeit kann begrenzt bleiben, weil die Verhaltensänderung nicht vom Kind ausgeht, sondern von den Eltern.

Es kann Zeitpunkte geben, in denen verstärkte Kontrolle und Einschränkungen der Internetnutzung notwendig sind, denn die Auslöser für selbstverletzendes Verhalten sind sehr real. Wir müssen dafür sorgen, dass unser Zuhause ein sicherer, positiver Ort bleibt, gerade wenn Jugendliche zeitweise sehr vulnerabel sind. Ich würde jedoch dazu raten, jeweils nur *eine* Veränderung auf einmal durchzuführen, damit der Widerstand nicht zu massiv ausfällt. Schon eine einzige Veränderung fühlt sich für Jugendliche radikal neu an. Kleine Maßnahmen wie technikfreie Zonen (der Esstisch, das Bad oder das Schlafzimmer nach 21 Uhr) können eine große Wirkung entfalten. Verlassen Sie sich auf Ihr eigenes Urteil und beziehen Sie ein, wie schlimm die Situation tatsächlich ist.

Der zweite typische Ansatz lautet *genauer hinsehen*. In diesem Fall bleiben die bestehenden Grenzen erhalten, aber die Eltern behalten ihr Kind besser im Auge und kommunizieren mehr. Das Ziel besteht darin, die junge Person ganz normal zu behandeln. Sie soll nach wie vor in die Schule gehen und so weit wie möglich auch im Haushalt mithelfen. Bei Bedarf kann es Ausnahmen vom üblichen Tagesablauf geben. In der Regel wird bei diesem Ansatz die Beziehungszeit erhöht. Manche Familien überprüfen oder überwachen auch Mobilgeräte, erlauben aber gleichzeitig die Nutzung ohne weitere Einschränkungen.

Machen Sie sich bewusst, dass sich das Online-Leben von Jugendlichen Ihrer Kontrolle weitgehend entzieht. Wenn Sie in Bezug auf technische Lösungen überfordert sind, ist die Frage „Was kann ich tun?“, hilfreicher als die Frage „Was kann ich nicht tun?“. Wichtig ist die Suche nach positiven Alternativen, mit denen Sie Ihre Kinder umgeben können.

Ich rate Eltern gern, eine Liste für „10 Aktivitäten im echten Leben“ an den Kühlschrank zu hängen und ihre Kinder immer wieder zu ermuntern, lieber etwas davon zu wählen, als vor dem Bildschirm zu hängen. Gute Anregungen bietet die Liste der Selbstfürsorgestrategien für Jugendliche aus Kapitel 7 (siehe Seite 132/133).

Renee Bennett unterrichtet an der Mittel- und Oberstufe und hat selbst zwei Kinder. Sie sagt: „Ich trage die Verantwortung dafür, meinen Kindern Alternativen anzubieten, damit sie nicht allein vor einem Bildschirm sitzen. Das ist für mich natürlich Extraaufwand. Ich muss ihnen so viele Erfahrungen außer Haus vermitteln, wie ich nur kann. Als Familie nehmen wir nie Mobilgeräte mit, wenn wir rausgehen.“

Ergänzend sagt sie: „Auch der Kontakt zu älteren Leuten mit ähnlich positiven Werten ist eine Hilfe. An dieser Stelle kommen Jugendgruppen, Sportvereine und ältere Vorbilder ins Spiel. Übungsleiterinnen, Trainer, Onkel, Tanten und die Nachbarschaft spielen für Kinder eine große Rolle. Ein guter Rat von ihnen lässt sich leichter annehmen, als wenn er von den Eltern kommt.“

Der dritte Ansatz ist *Bedürfnisse erfüllen*. Das ist eine ziemlich häufige Reaktion auf selbstverletzendes Verhalten, bei der die

Eltern ihrem Kind sehr weit entgegenkommen. Zum Beispiel lassen sie zu, dass das Kind die ganze Nacht wach und am Handy bleibt, weil es nicht schlafen kann. Häufig steckt die Erwartung dahinter, dass ein Kind, dessen Bedürfnisse erfüllt sind, keinen Drang verspürt, sich selbst zu verletzen. Das entspricht jedoch häufig nicht der Realität. Teilweise mussten Eltern feststellen, dass diese Herangehensweise die Jugendlichen maßloser macht und dazu führt, dass sie keine angemessene Verantwortung übernehmen. Insofern ist dieser Ansatz nur begrenzt sinnvoll und sollte wohlüberlegt und ausgewogen zur Anwendung kommen.

Zu Beginn haben Eltern vielleicht das Gefühl, sich auf brüchigem Eis zu bewegen und jedweden Konflikt vermeiden zu müssen. Manche berichten sogar, dass ihr Kind droht, sich etwas anzutun, um seinen Kopf durchzusetzen oder am längeren Hebel zu bleiben. Dadurch verändern sich die familiären Machtverhältnisse, und Eltern fühlen sich manipuliert. Es ist wichtig, dass Eltern energischer auftreten und vor Erziehungsmaßnahmen nicht zurückscheuen.

Mein Rat lautet: Übernehmen Sie die Elternrolle! Weder Angst noch die Launen des Kindes sollten Ihre Erziehung steuern.

Zwischen psychischer Gesundheit und normalem Teenager-Verhalten verläuft stets ein schmaler Grat. An diesem Punkt zweifeln Eltern mitunter an sich selbst. Denken Sie unbedingt daran, dass auch die ausgeglichensten Jugendlichen ihre Eltern hin und wieder zu manipulieren versuchen – und dass Eltern manchmal „Nein!“ sagen müssen.

Geteilte Bilder

Als Gesellschaft kommunizieren wir heutzutage mehr denn je, aber gegenüber früheren Generationen hat sich die Form der Kommunikation verändert. Der direkte Dialog in der Begegnung macht bei der Jugend nur einen sehr kleinen Teil ihres Kommunikationsverhaltens aus. Deshalb sind zur Beziehungspflege neue Fähigkeiten erforderlich, und ich fürchte, dass wir

Jugendliche nicht ausreichend beibringen, wie man mit den Tücken der Online-Kommunikation umgehen sollte.

„Wir sehen auch täglich Situationen, in denen junge Menschen ihre Freunde mit Suiziddrohungen emotional erpressen. Nachrichten wie ‚Wenn du mich entfreundest, bringe ich mich um‘, sind sehr verbreitet“, sagt McLean. „Ich höre auch Aussagen wie: ‚Wenn du das Bild (von einer Selbstverletzung oder einem Saufgelage) jemandem zeigst, bringe ich mich um.‘ Und schon steckt der junge Mensch in der Geheimhaltungsfalle.“ McLeans größte unmittelbare Sorge gilt den eigentlich psychisch stabilen Jugendlichen, die nicht wissen, wie sie mit solchen Situationen umgehen sollen.

Eine Woche zuvor hatte McLean von einem Mädchen gehört, das psychisch unter Druck geraten war, als seine Freundin ihm von selbstverletzendem Verhalten erzählte. Das Mädchen hatte Angst, nicht als gute Freundin zu gelten, wenn es sich damit an einen Erwachsenen wenden würde, und scheute sich davor, mit den eigenen Eltern über diesen Zwiespalt zu reden. „So eine Forderung darf nie allumfassend sein. Du musst bereit sein, dich zu widersetzen und jemandem davon zu berichten“, sagte McLean zu der Ratsuchenden.

Ich habe den Eindruck, dass Jugendliche für die psychologische Komplexität von Online-Beziehungen schlecht gewappnet sind. Junge Leute sind nicht immer reif genug, um zu erkennen, wann sie manipuliert werden. Sie fürchten, falsch zu reagieren oder ihre Freunde im Stich zu lassen. Deshalb müssen Eltern die Stimmungslage der Jugendlichen, subtile Veränderungen in ihrer Beziehungspflege und ihrer Online-Kommunikation im Blick behalten und sich bewusst machen, dass manches von dem, womit sich ihre Kinder online befassen, lebensgefährlich sein kann.

Julie (15) besucht eine Schule in Brisbane. In unserem Gespräch erzählt sie mir vom Instagram-Account eines Schulfreunds. Sie ist stolz darauf, dass sie diesen Freund unterstützen kann.

> Ein Junge, den ich seit vier Jahren kenne, postet auf seinem Instagram-Account viele Fotos von den Schnittwunden an seinen Armen, zu Drogen, Rauchen, Pillen und dazu depressive Zitate. Manche Wunden mussten genäht werden. Es tut ihm weh, aber er kann nicht weinen. Es ist zwar ein privater Account, aber jeder zeigt ihn anderen, weil es so drastisch ist. Ich bleibe nur, um ihm eine gute Freundin zu sein.
>
> Die Leute wissen nicht, was er durchgemacht hat, aber ich weiß, es war eine Menge! Es war alles wegen eines Mädchens. Die hat ihm die ganze Zeit gesagt, er solle abhauen und sich umbringen. Sie hat sich von ihm getrennt und am selben Tag wieder was mit ihm angefangen. Sie hat ihn total irre gemacht, und jetzt ist er völlig durch den Wind. Seine Eltern bringen ihn jeden Mittwoch zur Therapie. Ich weiß, dass er psychische Probleme hat. Seine Mutter glaubt, sie könne bezüglich seines Insta-Accounts nichts tun. Sie versuchen, ihn zu überwachen, aber das klappt nicht. Online kann er alles verstecken.
>
> Mein Job ist nicht, ihm zu sagen, was er tun soll. Ich höre ihm nur manchmal zu. Angeblich kann ich das ganz gut. Manchmal braucht er jemand Gleichaltrigen zum Reden. Ich weiß, dass auch Erwachsene für ihn da sind, und ich würde selbst mit jemandem reden, wenn ich es bräuchte.

Aber nicht alle kommen mit einer solchen Situation so gut klar, wie es bei Julie zu sein scheint. Louise Klar berät seit über zehn Jahren Schülerinnen und Schüler, die sich selbst verletzen. Sie sagt: „Snapchat hat Jugendliche in die Lage versetzt, Bilder von Selbstverletzungen zu teilen, ohne sich zu sorgen, dass Erwachsene es sehen könnten. Das ermöglicht ihnen, gewisse Themen oder Probleme selbst zu regeln, ohne dass Erwachsene sich einmischen. Dabei vergessen sie jedoch, dass das Bild von ihrem Blut in Echtzeit bei ihren Freunden auf dem Bildschirm aufpoppt. Oft ist ihnen gar nicht klar, wie verstörend das für die empfangende Person sein kann."

McLean spricht auch über den Einfluss von drastischen Bildern auf junge Leute, die sich nicht selbst verletzen. Ihr zufolge ist es alarmierend, wie verbreitet das Teilen von Bildern ist. „Jugendliche rufen nach Hilfe, aber ihre Freunde sind nicht die richtigen Personen dafür", hält sie fest. „Die Freunde können solche Bilder erschreckend und verstörend finden. Sie reagieren unschlüssig und fragen sich, wem sie davon erzählen sollten. Hinzu kommt die Frage: ‚Bin ich überhaupt eine gute Freundin, wenn ich es weitererzähle?'"

Junge Menschen, bei denen Selbstverletzung zur Gewohnheit geworden ist, können sich mitunter gar nicht vorstellen, welche Wirkung ihr Verhalten auf den Betrachter hat. Die Person, die das Bild zu Gesicht bekommt, hat häufig noch nie versucht, sich selbst zu verletzen. Manche Jugendlichen können sich erstaunlich gut gegenseitig trösten, andere reagieren ziemlich beunruhigt. Ich habe eine Liste mit Vorschlägen zusammengestellt, die ich jungen Leuten an die Hand gebe, damit sie Freunde, die es gerade schwer haben, unterstützen können. Es fällt ihnen nicht leicht, Grenzen zu ziehen, bedingungslos zu lieben und gleichzeitig auf ihre eigenen Bedürfnisse zu achten. Dazu gehört eine Reife, die nicht einmal Erwachsene immer an den Tag legen.

Was Freunde tun sollten:

- Hör zu und nimm die Gefühle der anderen Person ernst. Aber dann wechsele irgendwann das Thema und rede über normale Dinge.
- Unternehmt normale Aktivitäten zusammen.
- Wenn du dich um jemandes Sicherheit sorgst, rede mit einem Erwachsenen darüber.
- Versprich nie, es keinem Erwachsenen zu erzählen.
- Mach dir bewusst, dass alles Grenzen hat. Wenn du dich gestresst fühlst, wende dich an eine erwachsene Person.
- Ermuntere deinen Freund oder deine Freundin, professionelle Hilfe in Anspruch zu nehmen, falls das noch nicht

geschieht. Vielleicht kannst du ihn oder sie zum Schulsozialarbeiter begleiten.

- Verabredet, dass du dich an eine erwachsene Person wenden darfst (auf die ihr euch einigt), falls du je um die Sicherheit deines Freundes fürchtest.
- Wenn du eine Text- oder Bildnachricht bekommst, die dich verstört, mach einen Screenshot und wende dich an einen Erwachsenen.

Was Freunde nicht tun sollten:

- In die Eltern- oder Therapeutenrolle schlüpfen wollen,
- Gespräche und Geständnisse zu einer Selbstverletzung provozieren,
- Die Person unter Druck setzen, bis sie sich an einen Erwachsenen wendet,
- Das Drama verschlimmern, indem du andere Freunde einweihst,
- Anderen Freunden die Text- oder Bildnachrichten zeigen,
- Die betroffene Person oder selbstverletzendes Verhalten ignorieren.

Abschließende Gedanken

Unabhängig von Erwachsenen stellt die Online-Welt diverse Möglichkeiten bereit, über die junge Menschen sich informieren und ausleben, aber einander auch unterstützen können. Als Erwachsene müssen wir es schaffen, mit dem Online-Leben der Jugendlichen in Kontakt zu bleiben, und lernen, wie wir weiterhin für sie relevant bleiben. Kapitel 4 befasst sich mit dem noch jungen Phänomen der digitalen Selbstverletzung, bei der es um schädliches Online-Verhalten geht.

Kernaussagen aus diesem Kapitel

- Mit 51,3 Prozent haben mehr als die Hälfte der jungen Menschen, die sich selbst verletzten, vorher im Internet aktiv nach Selbstverletzungsmethoden oder Material im Zusammenhang mit Suizid gesucht.
- Es ist wirklich wichtig, dass Eltern darauf achten, ob und wann ein Kind mit Selbstverletzungsinhalten in Kontakt kommt. Es braucht nicht viel, um ein Kind, das zu diesem Zeitpunkt vielleicht gerade besonders gefährdet ist, auf solche Ideen zu bringen.
- Das Internet kann hilfreich sein, indem es Hilfsangebote aufzeigt, Stressabbau und Bewältigungsstrategien ermöglicht und Kontakt zu Foren aufbauen kann, die positive Beziehungen bestärken. Auf diejenigen, die sich selbst verletzen, haben Internet-Kontakte allerdings einen überwiegend negativen Einfluss: Sie normalisieren Selbstverletzung, zeigen die Techniken auf und ermuntern zu Heimlichkeiten. Häufig führt dies zu drastischeren Methoden und Techniken, die zudem häufiger eingesetzt werden.
- Ein weiterer Grund für den starken Einfluss des Internets ist, dass die eindrücklichen Bilder eine körperliche Reaktion auslösen, die den Wunsch nach Interaktion weckt.
- Besorgniserregend ist auch der digitale Fußabdruck, den junge Menschen nach Selbstverletzung oder psychischen Problemen hinterlassen. Was verblasst schneller, eine Narbe am Arm eines jungen Menschen oder ein Post von der Selbstverletzung?
- Machen Sie sich bewusst, dass sich das Online-Leben von Jugendlichen Ihrer Kontrolle weitgehend entzieht. Wenn Sie in Bezug auf technische Lösungen überfordert sind, ist die Frage „Was kann ich tun?“, hilfreicher als die Frage „Was kann ich nicht tun?“.

- Zwischen psychischer Gesundheit und normalem Teenager-Verhalten verläuft stets ein schmaler Grat.
- Denken Sie unbedingt daran, dass selbst die ausgeglichensten Jugendlichen ihre Eltern hin und wieder zu manipulieren versuchen – und dass Eltern manchmal „Nein!“ sagen müssen. Mein Rat lautet auch beim Umgang mit der Technik: Behalten Sie die Elternrolle bei, auch wenn Sie sich damit unbeliebt machen.

Kapitel 4
Digitale Selbstverletzung

Digitale Selbstverletzung ist ein verhältnismäßig neues Phänomen, das in der Öffentlichkeit kaum thematisiert wird. Die Forschung dazu ist gerade erst angelaufen, und es gibt viele offene Fragen. In diesem Kapitel skizziere ich meinen derzeitigen Wissensstand, der auf Gesprächen mit Fachleuten, jungen Menschen, Eltern und Schulangehörigen beruht. Aufgrund der extrem privaten Natur dieses Themas gehe ich davon aus, dass im Laufe der Zeit weitere Informationen hochgespült werden.

Dieses Jahr hatte ich einige Male Gelegenheit, Jugendliche nach digitaler Selbstverletzung, aber auch Schulen und Eltern, die einen solchen Verdacht hegten, zu unterstützen. Was mir jedes Mal auffiel, war die Tragweite dieses Phänomens, aber auch die Komplexität, mit der die heute junge Generation es zu tun hat. Dadurch habe ich mehr Empathie und ein tieferes Verständnis für die grundsätzlichen psychologischen Bedürfnisse dieser Generation entwickelt.

Meine Untersuchungen zeigen, dass digitale Selbstverletzung etwas ist, dessen junge Menschen sich weitaus deutlicher bewusst sind als Erwachsene. Als eine Mutter aus der Nachbarschaft ihre Kinder im Alter von 12 und 14 fragte, ob sie von Kindern wüssten, die sich selbst online mobbten, antworteten die Kinder: „Ja. Die wollen bloß Aufmerksamkeit." Sie fand diese ebenso trockene wie selbstverständliche Reaktion schockierend, zumal sie von diesem Phänomen noch nie gehört hatte. Meine Gespräche mit Schulpersonal und Fachkräften bestätigen diese Beobachtung.

Allerdings gehe ich persönlich leider davon aus, dass selbstverletzendes Online-Verhalten zu Hause wie an den Schulen gerade erst losgeht. Da 35 Prozent der Jugendlichen aussagen, dass digitale Selbstverletzung die erhoffte Wirkung zeige, vermute ich, dass diese Strategie in der Beliebtheit rasch steigen wird.

Deshalb ist es wichtig, dass Eltern und Fachkreise darüber Bescheid wissen und für entsprechende Gespräche gewappnet sind. Denn wenn wir unvorbereitet bleiben, kann dies schlimme Folgen haben.

Was ist digitale Selbstverletzung?

Unter digitaler Selbstverletzung versteht man die Online-Variante von selbstverletzendem Verhalten. Andere Bezeichnungen sind digitales Selbstmobbing oder auch digitales Münchhausen-Syndrom. Es geht dabei um das anonyme Posten oder Teilen von negativen Informationen über sich selbst, ob in Form eines einzelnen Kommentars oder Hunderter Kommentare zum eigenen Instagram-Feed, über SMS, E-Mails, Soziale Medien, Spielkonsolen, Foren oder sonstige Online-Plattformen. Die Kommentare kommen über Fake-Profile, Aliasnamen oder andere Identitäten, die die betroffene Person selbst erstellt. Beispiele für derartige Kommentare sind: „Wenn du wüsstest, wie dein Freund dich gehasst hat“, „Du bist fett“, „Setz dich morgen ja nicht zu uns“, „Dich mag sowieso keiner“, „Du nutzlose Platzverschwendung“, „Deine neue Frisur ist ätzend“ oder „Du hältst dich für etwas Besseres, bist du aber nicht.“

Stellen Sie sich vor, wie die Betroffenen nachts allein im Dunkeln in ihrem Zimmer sitzen und mittels einiger Fake-Profile Hasskommentare über sich selbst ausschütten. Ihre Freunde und Freundinnen sehen diese Kommentare und können darauf reagieren, indem sie die „Gemobbten“ entweder verteidigen oder aber das Mobbing verstärken. Die erfundenen Wortwechsel können bis spät in die Nacht so weitergehen. Manchmal wendet sich das „Opfer“ irgendwann an eine Vertrauensperson in der Schule oder an enge Freunde, um Hilfe gegen das Cybermobbing zu bekommen, das es selbst erfunden hat.

Die Geschichte von Hannah Smith

Zum ersten Mal wurde dieses Phänomen 2013 öffentlich bekannt. Damals kam heraus, dass die 14-jährige Hannah Smith aus dem englischen Leicestershire sich selbst auf der Plattform Ask.fm gemeine, anonyme Nachrichten geschickt hatte. Das geschah in den Wochen vor ihrem Suizid, und die Familie ging davon aus, dass sie zu Tode gemobbt wurde. Ihr Vater wetterte sogar gegen Trolle, was in den Sozialen Medien weltweit Diskussionen über Cybermobbing in Gang brachte. Als die polizeiliche Untersuchung ergab, dass Hannah 98 Prozent der Kommentare selbst verfasst hatte, reagierte die Welt geschockt.

Es bestehen keine Zweifel daran, dass Hannah davor gemobbt wurde. Ihre Familie erinnert sich an einen Zeitpunkt, zu dem ihr Kopf auf einer Party mehrfach gegen eine Wand geschlagen wurde. Studien zufolge zählt gemobbt werden zu den Vorläufern von eigenem Mobben. Schulen leisten schon heute viel, um Mobbing vorzubeugen, und wir müssen diese Anstrengungen fortsetzen, um den Gewaltzyklus zu durchbrechen. Aus meiner Sicht sind Projekte, die jungen Menschen beibringen, wie man mit Mobbing umgehen kann, unverzichtbar.

Was wir wissen

Hannahs tragischer Tod ließ Dr. Justin Patchin und Dr. Sameer Hinduja aufmerken, die das Phänomen Cybermobbing zwar schon zehn Jahre erforschten, aber noch nie davon gehört hatten, dass Teenager auch sich selbst zum Opfer machen können. Sie konzipierten eine Studie, bei der sie 5.500 amerikanische Jugendliche fragten, ob sie je anonym etwas Gemeines über sich selbst gepostet hätten.

Die erschütternden Ergebnisse wurden im *Journal of Adolescent Health* veröffentlicht: Den Daten zufolge haben etwa sechs Prozent der zwölf- bis 17-jährigen Erfahrung mit digitaler Selbstverletzung. Andere Untersuchungen kamen auf etwa neun

Prozent (das wäre jeder elfte in dieser Altersgruppe). Prozentual klingt das gar nicht so viel, aber wenn man es auf Millionen Teenager hochrechnet, verweist das auf ein echtes Problem. Zwar gibt es nicht allzu viele Studien zu diesem Gebiet, doch als Eltern sollten wir digitale Selbstverletzung im Hinterkopf haben, weil es ungefähr so viele junge Menschen betrifft wie traditionelle, physische Selbstverletzung.

Ich hatte das große Glück, ein Interview mit Dr. Hinduja durchführen zu dürfen, bei dem ich den Mitbegründer des *Cyberbullying Research Centre* zu seinen Überlegungen und Studien befragen konnte. Zwischen selbstverletzendem Verhalten und digitaler Selbstverletzung bestehen unbestreitbare Zusammenhänge, betont Dr. Hinduja: „Konkret haben wir festgestellt, dass Jugendliche, die zuvor traditionelle Selbstverletzungsmethoden eingesetzt haben, signifikant häufiger zu digitaler Selbstverletzung tendierten. Das wirft die Frage auf, inwiefern digitale Selbstverletzung dieselben Folgen provozieren kann, da sie auf dieselben Motive und dieselbe emotionale Dysphorie zurückgeht. Natürlich sind hier weitere Studien erforderlich."

Ein interessanter Aspekt hierbei ist die Dauer der digitalen Selbstverletzung im Vergleich zu traditionellen Methoden. Laut einer Studie von Elizabeth Englander bleibt es bei 26 Prozent der Betroffenen bei einem einmaligen Vorfall, 26 Prozent haben eine anhaltende Periode, bei 23 Prozent dauert sie länger als einen Monat, und bei 28 Prozent hält das Verhalten ein bis zwei Jahre an. Das heißt, bei rund 75 Prozent der Jugendlichen, die dieses Verhalten zeigen, ist es von relativ kurzer Dauer. Bei dieser Aussage muss ich jedoch betonen, dass digitale Selbstverletzung signifikante und anhaltende Auswirkungen auf den Ruf junger Menschen haben kann. Einc digitale „Narbe" kann ebenso von Dauer sein wie eine körperliche Narbe.

Die Forschung zeigt, dass männliche Jugendliche zahlenmäßig durchweg häufiger zu digitaler Selbstverletzung neigen als weibliche. Das finde ich interessant, denn in meinem kleinen und begrenzten Arbeitsumfeld in Australien beobachte ich eher, dass

Mädchen viel häufiger digitale Selbstverletzung anwenden als Jungen, und die Jugendlichen, die ich für dieses Kapitel interviewt habe, sie regelmäßig als weibliches Phänomen einstufen. Möglicherweise gehen die höheren Zahlen für Jungen in den Umfragen auf die Anonymität und die höhere Teilnehmerzahl zurück.

Ein Beispiel, auf das ich stieß, war ein 13-jähriger, der ein Foto seines frisch rasierten Schädels als Profilbild wählte. Dann benutzte er einen Zweitaccount mit Aliasnamen, um sich selbst als „Schwachkopf" zu beschimpfen. Damit löste er eine Flut von Kommentaren aus. Viele beschimpften ihn, ein paar Mädchen sprangen ihm zur Seite. Die meisten seiner Freunde hielten sich aus der Sache raus und mischten sich nicht ein, weil sie spürten, dass da etwas „stank". Seinen Kameraden erklärte er später, es sei ein Witz gewesen. Ich frage mich, ob er wegen seiner neuen Frisur Bedenken hatte und sehen wollte, was andere davon hielten, bevor er sich so in die Schule wagte. Wir müssen uns bewusst machen, dass Jungen ihre Bedürfnisse mitunter über Humor mitteilen.

Auswirkungen der Chat-Kultur

In Gesprächen über digitale Selbstverletzung an Schulen kommen regelmäßig Diskussionen zu schwarzem Humor und Online-Gepöbel auf (besonders auf Gaming-Plattformen), über die abwertende Aussagen normalisiert werden. Lehrkräfte und auch andere Beschäftigte an Schulen äußerten mir gegenüber, dass „die Art und Weise, wie junge Leute miteinander sprechen", denen zusetzt, die psychisch angeschlagen sind, und einen Grundstein für spätere psychologische Spielchen legt.

Carl Hotko ist an einer High School für Online-Sicherheit zuständig und selbst dreifacher Vater. Deshalb hat er großes Interesse an diesem Thema. Er sagt: „Das Schlimme an der digitalen Welt ist der schwarze Humor, den sie dort lernen. Selbstverachtender Humor beginnt damit, wie sie miteinander reden, und fließt dann auch darin ein, wie sie mit sich selbst umgehen."

Die Anonymität der Chats und die Illusion der Distanz verstärken die Sorgen der Eltern noch. Ein Schulangehöriger, ebenfalls ein Vater, sagte zu mir: „Unsere Türen stehen immer offen, und unser Haus ist sehr klein. Ich betrachte uns als sehr beschützende Familie. Selbst mein eigener Sohn verwandelt sich bei Spielen mit seinen Freunden in einen anderen Menschen mit einer anderen Stimme. Der Bildschirm erzeugt eine Distanz, und ich registriere eine erheblich brutalere Wortwahl."

Er fährt fort: „Die Gewalt am Bildschirm verändert ihn. Wenn das Spiel endet, haben wir Sorge, dass die Gewalt nicht vorbei ist. Die Gesprächsfäden und Kommentarspalten signalisieren den Köpfen dieser Kinder, dass eine derartige Sprache normal ist. Das kann leicht zu der Schlussfolgerung führen: ‚Wenn andere so mit mir reden, dürfte es okay sein, wenn ich auch so hart mit mir ins Gericht gehe.' Es wird Normalität."

Auf beliebten Seiten wie „RoastMe" auf Reddit kann man ein Bild oder Video von sich posten, und die Teilnehmenden erfinden dafür anonym möglichst gute Beschimpfungen. Alles nur „Spaß", versteht sich. Das ist ein perfektes Beispiel für eine Online-Kultur, die junge Menschen ermuntert, möglichst gemeine Beschimpfungen zu finden und damit auszuteilen. Jugendliche haben einen „Sprachkodex" entwickelt, der nur online akzeptabel ist, nicht im Alltag. Aber wie realistisch ist es, dass Kinder und Jugendliche klare Grenzen zwischen Phantasie und Realität ziehen?

Die Mutter eines Jungen kontaktierte mich und sagte: „Die Kinder stimmen sich auf diese Ausdrucksweise ein, ob aus Spaß und als Teil der Jugendsprache oder real. Ich frage mich, welche Auswirkungen solche Selbstbotschaften langfristig haben und wie wir unsere Kinder dazu bewegen können, nicht derart lakonisch über so ernste Dinge zu reden. Wenn wir lange genug im Scherz ‚Dann stirb halt' sagen, könnte so etwas in der Pubertät nicht den entscheidenden Unterschied machen?"

In meinen Augen ist das vorstellbar. Wir reden viel darüber, Kinder in einer stark sexualisierten Welt zu schützen, und das zu

Recht, denn Pornografie ist für junge Menschen heutzutage sehr leicht verfügbar. Wir reden auch über den Schutz vor Pädophilen und achten darauf, mit wem sie sich „befreunden" und wem sie online folgen. Ich möchte jedoch ergänzend betonen, dass wir sie auch vor Negativität schützen müssen. Unsere Kinder haben ein Recht auf eine optimistische Kindheit, die ihnen die besten Chancen verschafft, positiv in die Pubertät überzutreten. Das brauchen sie, um die Teenagerzeit durchzustehen!

Motive für digitale Selbstverletzung

Die Zeiten ändern sich. Inzwischen gibt es sogar Online-Optionen zur Schmerzverarbeitung. Aber die grundlegenden Antriebe der menschlichen Natur ändern sich nicht. Die Motive für körperliche und digitale Selbstverletzung sind eng miteinander verknüpft.

Die Studien von Dr. Patchin und Dr. Hinduja deuten darauf hin, dass Jungen und Mädchen für digitale Selbstverletzung unterschiedliche Gründe haben. Mädchen wollen interessanterweise beweisen, dass sie damit umgehen können. Sie wollen, dass andere sich Sorgen machen, oder sie erhoffen sich Aufmerksamkeit von Erwachsenen. Außerdem kam es bei ihnen am ehesten zu Cybermobbing, weil sie depressiv oder emotional verletzt waren. Jungen hingegen griffen zu dieser Methode, wenn sie auf jemanden wütend waren und die Auseinandersetzung suchten. Sie gaben allerdings auch zu, dass es manchmal als Scherz gemeint war, auch wenn in der Regel ernstere Gründe dahintersteckten. Im Folgenden stelle ich einige Schlüsselmotive vor, die sich in meinen Interviews mit Jugendlichen, Sozialarbeitern oder anderen Fachkräften herausgeschält haben.

Das Bedürfnis, Selbsthass zu bestätigen: Wir alle haben den Wunsch nach Bestätigung von außen, besonders wenn wir unglücklich sind. Ein Vater mit starkem Interesse für technische Aspekte sagte hierzu: „Ich glaube, Menschen waren schon immer in der Lage, in schwierigen Phasen nach Bestätigung zu suchen.

Aber sie konnten das nie in diesem Ausmaß und derart hintenherum. Die Psychospielchen, die diese Kinder mit sich selbst anstellen, um dazuzugehören, führen unweigerlich an einen dunkleren Ort. Das kann nicht gut für sie sein."

Das Bedürfnis, stark zu erscheinen: Viele Prominente bieten Trollen öffentlich die Stirn und ernten dafür Anerkennung. Junge Menschen erhoffen sich vielleicht denselben Glanz, und digitale Selbstverletzung bietet ihnen die passende Chance. Sara (16) sagte mir: „Wir bewundern Leute, die sich gegen Mobber zur Wehr setzen. Da ist es ganz natürlich, dass man damit prahlen will, gemobbt zu werden. Digitale Selbstverletzung macht Teenies sofort zu Stars."

Das Bedürfnis nach Beachtung: Viele junge Menschen interpretieren digitale Selbstverletzung in erster Linie als Wunsch nach Aufmerksamkeit. Matt sagte: „Ich glaube, das liegt an der Familie. Zu Hause bekommen sie keine Aufmerksamkeit mehr, weil jeder mit sich selbst beschäftigt ist. Manchen Jugendlichen ist jedes Mittel recht, um beachtet zu werden. Heutzutage geht es immer nur ums nächste Drama. Das ist eine neue Sucht."

Spaß haben wollen: Manche Jugendliche gaben an, sich aus Spaß oder aus Langeweile selbst anzugreifen. „Mir war langweilig, und ich empfand es als Witz. Ich wollte nur mal sehen, was passiert", erklärte Josh. Wie oben beschrieben kann Online-Gepöbel digitaler Selbstverletzung vorausgehen. Eine Sozialarbeiterin sagte: „Besonders bei Jungs sind die Grenzen fließend. Wir wollen ihnen glauben, wenn sie sich im Scherz selbst runtermachen, aber letztlich hören wir, was sie sich innerlich einreden."

Mobber bloßstellen: Mitunter greifen Jugendliche zu digitaler Selbstverletzung, um ihre sehr realen Bedürfnisse zu zeigen, besonders wenn sie schikaniert werden. „Ich erinnere mich an die Schikanen in der Schule. Am meisten traf es Kinder mit geringem Selbstbewusstsein oder solche, die irgendwie anders waren. Sie konnten sich kaum dagegen wehren. Angesichts der potenziellen Anonymität im Internet verstehe ich, dass Kinder dort plötzlich das Gefühl einer gewissen Macht gegen einen Mobber haben. Sie können alles schreiben oder sagen, ohne dazu stehen zu müssen. Und sie können sich selbst mobben, um zu zeigen, dass sie gemobbt werden“, sagte Charmaine.

Sehen wollen, wer zu mir hält: Digitale Selbstverletzung kann für junge Menschen auch ein Weg sein, Komplimente oder Beleidigungen zu provozieren, um herauszufinden, wer ihre wahren Freunde sind. Demi sagte dazu: „Viele Jugendliche legen sich Fake-Accounts auf Instagram an und schicken sich dann Botschaften, die Freundschaften schlechtreden, zum Beispiel: ‚Demi mag dich nicht. Sie lästert hinter deinem Rücken über dich.‘ Solche Psychodinger machen die Jugendlichen heute oft und sie manipulieren andere damit.“

Soziale Reaktionen auf digitale Selbstverletzung

Interessant sind die Reaktionen auf Cybermobbing – überwiegend wird das scheinbare Opfer verteidigt und der scheinbare Angreifer attackiert. Dr. Hinduja ist der Ansicht, dass Außenstehende online eher eingreifen als in der persönlichen Situation, in der sie sofort Gegenwind fürchten müssten. Und er sagt: „Inzwischen ist es sozial ‚cool‘, online seine Meinung zu sagen oder für jemanden einzutreten.“

Die soziale Reaktion auf digitale Selbstverletzung macht also den großen Unterschied zu traditionellem selbstverletzendem Verhalten aus. Online findet der Prozess auf einer öffentlichen Plattform statt. Traditionelle Selbstverletzungen hingegen geschehen heimlich. Die Gegenreaktionen gegen den ‚Mobber‘ können sowohl online als auch in der Schule für viel Wirbel sorgen und damit Leumund und Beziehungen beschädigen.

Auf jedem Schulhof läuft ein sehr realer Wettstreit um Aufmerksamkeit, denn die Energiemenge ist begrenzt, und darum wird erbittert gekämpft. Wenn man an einem normalen Schultag zwischen 16 und 19 Uhr ins Internet geht, ist das Ringen um Beachtung noch realer. Je lauter jemand online ist, desto größer die Aufmerksamkeit. Je mehr Likes und Kommentare eine Person bekommt, desto mehr Macht und Bestätigung erhält sie, und Einfluss auf den sozialen Medien schwappt ins echte Leben hinüber. Online-Gespräche übertragen sich auf den Pausenhof, und so bestimmt die Online-Welt die Aufmerksamkeitsökonomie dieser Generation.

Wichtige Motive für digitale Selbstverletzung, die mir begegnet sind, waren das Abschöpfen der Loyalität von Freunden, Mitleid erregen und der Wunsch nach Aufmerksamkeit nach größeren atmosphärischen Verwerfungen. Leider gehen all diese Motive für gewöhnlich nach hinten los, weil junge Menschen zunehmend sensibler für solche Strategien und Möglichkeiten digitaler Selbstverletzung werden.

Die Geschichte von Amy

Die folgende Geschichte stammt von Amy (16). Ein Mädchen aus ihrer Klasse – nennen wir sie Jenny – wurde von ihrer Freundin bei digitaler Selbstverletzung „erwischt“ und vor der ganzen Stufe damit „konfrontiert“. So klingt die Geschichte aus Amys Sicht:

> Jenny „bekam“ diese Nachricht und zeigte sie überall herum. Es war eine Hassbotschaft, aber anonym. Ihre Freundinnen boten Hilfe bei der Ermittlung der IP-Adresse an, um sie zurückzuverfolgen.
>
> Dass Jungs so etwas machen, habe ich an meiner Schule noch nie gehört. Es ist immer ein ziemlicher Schock, wenn ich von solchen Vorfällen höre, und es ist erstaunlich, wer so etwas tut.
>
> Der letzte Vorfall, von dem ich hörte, war ein Mädchen, das eher zu den Stilleren gehört. Sie schickte sich eine Nachricht, die ihr riet, sich umzubringen. Das hat sie gewaltig hochgespielt. Sie hat es überall herumerzählt. Wenn sie keine Lust hatte, ihre Schulaufgaben zu machen, brach sie in Tränen aus und schob es auf die Nachricht. Und dann

sagte sie: „Bei mir ist gerade so viel los. Ich kann die Aufgaben jetzt nicht machen. Ich muss aus der Klasse raus und ins Sekretariat."

Wenn sie eine Übernachtungsparty veranstaltete und jemand nicht konnte, sagte sie: „Ihr wollt ja auch alle nur, dass ich mich umbringe. Ihr denkt alle gleich über mich." Diese Karte hat sie ständig ausgespielt.

Irgendwann hat ein Mädchen aus meiner Lerngruppe (das nicht besonders nett ist) Eins und Eins zusammengezählt. Sie hat die IP-Adresse ermittelt und es auf richtig fiese Weise in der Schule bekanntgegeben, draußen im Pavillon, so laut, dass es jeder hören konnte. Das Mädchen fing an zu weinen und lief weg. Sie hat gar nicht versucht, sich zu verteidigen.

Inzwischen hat sich der Staub gelegt. Das war zu Beginn des Jahres, und jetzt haben wir Juni. Eine Zeitlang hat ihr kaum noch jemand vertraut. Ich glaube, sie hat auch eine Menge Freunde verloren. Jetzt wirkt sie wieder glücklich. Sie lächelt mehr.

Fake-Profile und IP-Adressen

Experten für Cybersicherheit hämmern es uns regelmäßig ein: Das Internet ist ein öffentlicher Ort. Jungen Menschen ist das sehr bewusst, weshalb viele Fake-Accounts haben – nicht unbedingt, um damit etwas Illegales zu tun, sondern in der Regel, um anonym kommentieren und folgen zu können. Für digitale Selbstverletzung nutzen sie in der Regel einen bestehenden Fake-Account oder richten sich einen neuen ein. Allerdings ist ihnen häufig nicht bewusst, wie leicht es ist, ihre Identität über einen IP-Tracker aufzudecken. Wenn sich herausstellt, dass bei digitaler Selbstverletzung zwei oder mehr Accounts mit derselben IP-Adresse beteiligt sind (ein echtes Profil und ein anonymes Profil oder mehrere), ist das ein starkes Indiz, dass vermutlich ein und dieselbe Person auf beiden Accounts postet.

Die Kenntnisse, die für digitale Selbstverletzung erforderlich sind, unterscheiden sich erheblich von den Kenntnissen, die man braucht, um eine IP-Adresse nachzuverfolgen. Manche rechnen nicht mit den technischen Fähigkeiten ihrer Mitschüler.

„Ich weiß, dass einige Schüler und Schülerinnen meiner Schule IP-Adressen über eine Website lokalisieren", sagte Regan. „Wie das geht, weiß ich nicht so genau. Ich habe es noch nie gesehen oder selbst probiert, aber ich habe davon gehört. Genau wie viele andere." Sie fuhr fort: „Wenn man gut befreundet ist, geht man nicht davon aus, dass jemand sich auf dieses Niveau herablässt und einen auffliegen lässt. Aber es kommt vor. Du rechnest vielleicht damit, dass deine Feinde dich bloßstellen, aber digitale Selbstverletzung wird oft von Freunden aufgedeckt."

Die Jugendlichen zeigten mir eine Website, mit deren Hilfe sie IP-Adressen zurückverfolgen. Man kann damit einen Link zu einer scheinbar ganz normalen Website erzeugen und schickt dann diesen Link an die Person, über die man mehr erfahren will, meist als private Nachricht an deren eigenen Account und/ oder die verdächtigen Fake-Accounts, um sie dazu zu bringen, den Link anzuklicken. Nach dem Klick kann der Absender der Nachricht die IP-Adresse(n) sehen und dann überprüfen, ob sie zusammenpassen.

Jane Webber gehört zur Initiative *Code9 Parent*, die Eltern Internetwissen vermittelt. Sie ging mir gegenüber auf die Hinterlist ein, die mit dem Zurückverfolgen von IP-Adressen verbunden ist. Was uns beide erschütterte, war das Ausmaß der Manipulation, mit der jemand dazu verlockt wird, den gewünschten Link anzuklicken. Webber sagt hierzu: „Das ist klassische Manipulation unter Teenies. Zuerst müssen sie über gezielte Taktiken Vertrauen herstellen. Das ist Clickbaiting von seiner schlimmsten Seite. Wenn jemand in dieser Altersgruppe den Link bekommt, dann denkt er oder sie vielleicht noch: ‚Das sollte ich nicht anklicken', aber die Angst, etwas zu verpassen und dann außen vor zu sein, ist zu groß. So können sie nicht widerstehen."

Ernsthafte Sorge

Eine Mutter erzählte mir, ihre Tochter hätte über eine amerikanische Fernsehshow, *iCarly*, erfahren, dass man IP-Adressen lokalisieren kann. Wahrscheinlich fiel der Satz nur nebenher, aber das weckte ihre Neugier. Sie informierte sich im Internet und experimentierte dann mit der Ermittlung von IP-Adressen. Was mir Sorgen bereitet, ist, dass junge Menschen zu wenig wissen und keine Ahnung haben, womit sie da herumspielen. Sie glauben zwar, den Bogen herauszuhaben, aber sie haben nur einen Teil der Informationen.

„Ich glaube nicht, dass Jugendliche dieses Thema komplett durchschauen“, sagt Webber. „Ihnen ist mitunter nicht bewusst, wie fehleranfällig das Ermitteln einer IP-Adresse sein kann. Die andere Person muss zu diesem Zeitpunkt in beide Accounts gleichzeitig eingeloggt sein. Jugendlichen ist womöglich nicht voll bewusst, womit sie da herumspielen. Man kann beim Lokalisieren einer IP-Adresse sehr leicht einen Fehler machen und dann falsche Anschuldigungen erheben. Das kann eine massive soziale Kettenreaktion auslösen.“

Hinzu kommt laut Webber: „Das zweite Problem ist, dass die Ziffern nicht exakt gleich sein müssen. Die letzte Ziffer kann abweichen, was auf ein weiteres Gerät im selben Netzwerk hindeutet. Die Hauptziffern müssen identisch sein. Rechtlich ist das Zurückverfolgen nicht verboten. Man kann zwar nicht herausfinden, dass hier Annie Smith aus Stafford schreibt, aber man kann die IP-Adresse mit Konten und Kommentaren vergleichen, bei denen man vermutet, dass sie auch ihr gehören.“

Insgesamt ist das ebenso kompliziert wie hinterhältig, weil man die Person durch klassisches *Scamming*, also Internetbetrug, gezielt reinlegt. Um die IP-Adresse einer Person herauszufinden, müssen Jugendliche ziemlich technikaffin sein. Und die Sache kann nach hinten losgehen, wenn ein Elternteil des oder der Ausspionierten aufgebracht zur Polizei geht oder eine bereits labile Person Suizid begeht (oder es versucht), weil sie dem

Druck, aufgeflogen und hintergangen worden zu sein, nicht gewachsen ist.

Kann man online wirklich anonym bleiben?

In meinen Interviews sprach ich regelmäßig die Frage an, ob Anonymität im Internet überhaupt möglich ist, weil mich die Vorstellung erschreckte, dass ein technikaffiner, aber labiler junger Mensch digitale Selbstverletzung womöglich leicht vertuschen könnte.

Um mehr über Privatsphäre im Internet zu erfahren, sprach ich mit Rob Micklewright, IT-Experte und Direktor von *Request Technology* (amerikanische Firma, die Serviceleistungen im IT-Bereich anbietet; Anm. d. Verlags). Er arbeitet seit 20 Jahren im IT-Sektor und hat mir unzählige Male geholfen, das jeweils aktuelle Umfeld zu begreifen, in dem sich Jugendliche online bewegen.

„Online anonym zu bleiben, ist gar nicht so schwer", erklärte Micklewright. „Früher war das komplizierter, aber das ist es nicht mehr. Das Internet ist eine weite Welt, die für junge Menschen ziemlich gefährlich sein kann. Gleichzeitig ist es jedoch weiterhin ein öffentlicher Raum, auch wenn man bei der Nutzung mehr auf Privatsphäre achten kann. Wenn du deine Identität nicht verschleierst, ist nichts privat, und selbst wenn du das tust, kannst du nicht davon ausgehen, dass etwas privat bleibt. Natürlich gibt es unterschiedliche Stufen, die eigene Identität zu verschleiern, und man braucht gewisse Kenntnisse, um anonymer zu bleiben.

Früher war echter Datenschutz nur mit Informatikkenntnissen möglich. Heutzutage versuchen alle möglichen ganz normalen Leute, ihre Identität zu verbergen. Ein Fake-Account ist dabei lediglich die simpelste Methode. Solche ‚benutzerfreundlichen' Taktiken sind Jugendlichen leicht zugänglich und erweitern ihre Möglichkeiten, bei digitaler Selbstverletzung anonym zu bleiben. Es gibt inzwischen viele Methoden, Identität und Privatsphäre zu schützen, zum Beispiel über Proxy-Server wie *Tor* oder *Onion Routing*. Besonders beliebt sind derzeit VPN-Tunnel."

Was ist ein Virtual Private Network (VPN)?

Ein VPN-Dienst lässt sich in Form einer App leicht einrichten, auch kostenlos, sofern man keine großen Downloads plant. Nach Bestätigung der Nutzungsbedingungen und der Länderkennzahl, über die man sich einloggen möchte, stellt die App über eine VPN-Verbindung eine sichere Verbindung zu einem anderen Netzwerk her. Dieses Netzwerk vergibt an das eigene Gerät eine IP-Adresse für ein Netzwerk aus dem Wunschland, womit das Gerät vortäuscht, es würde sich von dort aus einloggen.

Viele Menschen nutzen diese Technik, um auf Inhalte aus der ganzen Welt zuzugreifen. Während der Olympischen Spiele in London loggten sich weltweit Menschen über VPN-Tunnel in England ein, um die Übertragungen verfolgen zu können, die in ihrem Land vielleicht nur begrenzt verfügbar waren. Im Grunde genommen war das illegal, aber doch ein relativ harmloses Vergehen. Mitunter möchte man geographische Restriktionen für bestimmte Websites umgehen, Streamingdienste wie Netflix oder Hulu in einem anderen Land nutzen, das mehr Inhalte anbietet, in wenig vertrauenswürdigen WiFi-Hotspots die eigenen Daten schützen, online autonomer agieren oder auch einen nicht nachverfolgbaren Download vornehmen (meist Raubkopien).

Es gibt also legitime und weniger legitime Gründe für eine VPN-Nutzung, allerdings nur selten für Jugendliche, sofern diese nicht ausländische Filme online streamen oder im Ausland etwas kaufen wollen. In der Realität gestatten VPN-Verbindungen Jugendlichen auch, destruktives Verhalten zu vertuschen. Sie können damit ihre Identität verbergen, um unerkannt zu kommentieren, zu mobben, pornografische Inhalte anzusehen, sich digital selbst zu verletzen oder aber von zu Hause oder der Schule aus beliebige Websites und Inhalte zu besuchen.

Beachten Sie hierzu auch Erkenntnisse zu Terrorismus, Waffenhandel, Drogen und Sekten – illegale Aktivitäten aller Art. Bei Betrug und kriminellen Machenschaften spielen VPN-Dienste eine große Rolle. „Dadurch konnte *Scamming*, Internetbetrug, so allgegenwärtig werden“, sagte Rob Micklewright. „Viele meiner Kunden haben E-Mails von Scammern bekommen. Auf den ersten Blick wirkt der Inhalt ganz solide, aber wenn man nachforscht, wo diese E-Mails herkamen, kommen sie fast immer von jemandem, der die Verbindung über einen VPN-Tunnel aufgebaut hat und eine Fake-Adresse benutzt. Und dann verläuft sich die Spur. Ab da steckt man im Kaninchenbau und findet nicht einmal heraus, wo der andere steckt. Das *Australian Cybercrime Online Reporting Network* (ACORN, australisches Netzwerk, bei dem man Cyberkriminalität zur Nachverfolgung anzeigen kann; Anm. d. Verlags) kann das oftmals nicht lokalisieren.“

VPN-Verbindungen hinterlassen komplexe Spuren, die nur schwer (häufig gar nicht) zum Originalgerät rückverfolgbar sind. Sie sind aber zugleich ein Hinweis darauf, dass hier jemand dahintersteckt, der seine Identität verbergen wollte. „Wenn es eine Frage der Nationalen Sicherheit wäre und die entsprechenden Mittel bereitstünden, könnten die Absender in vielen Fällen ermittelt und gefasst werden, da bin ich mir sicher“, fügte Micklewright hinzu. „Aber auch mit viel Aufwand und Planung gibt es immer wieder Leute, die virtuell nicht zu erwischen sind.“

Mittels VPN-Verbindungen könnten Jugendliche die Rückverfolgung eines Fake-Profils oder eines anonymen Kommentars zu ihrer IP-Adresse erschweren, weil sie sich davon mehr Schutz ihrer Privatsphäre erhoffen. Dennoch warnt Micklewright: „Die jungen Leute sollten begreifen, dass ein VPN ein deutlicher Hinweis ist, dass sie etwas geheim halten wollen.“

Was bedeutet das für Eltern, Schulen und Fachkräfte?

Ich persönlich gehe davon aus, dass Jugendliche oftmals wissen, dass ihr Verhalten nicht die Ressourcen wert ist, die Polizei oder Schule bräuchten, um sie aufzuspüren. Sie wissen auch, dass ihre Schulen Datenschutzvorgaben unterliegen, die eine Nachverfolgung erschweren. Und sie wissen, dass ihre Eltern sich auch nur begrenzt auskennen.

Carl Hotko, E-Sicherheitsbeauftragter an einer High School, erklärt hierzu: „Ich glaube nicht, dass die Kids damit rechnen, aufzufliegen. Im Zweifelsfall streiten sie alles ab, und dann muss die Schule den Vorwurf untersuchen. Als Schule können wir uns große Mühe geben, aber es gibt Grenzen. Deshalb können wir auf Schulebene so schlecht gegen digitale Selbstverletzung vorgehen. Ich weiß nicht, ob es ethisch zu rechtfertigen wäre, eine IP-Adresse zu lokalisieren, aber manchmal erscheint es sehr verlockend."

Aus Datenschutzsicht ist das Überprüfen von Schüler-IP-Adressen sowohl rechtlich als auch ethisch fragwürdig. Aus der seelsorgerischen Perspektive ist Vertrauen unglaublich wichtig und zugleich unglaublich zerbrechlich. Fachkräfte, die Schüler und Schülerinnen unterstützen, geben sich große Mühe, nichts zu tun, was dieses Vertrauen beschädigen könnte. Sonst kommen die Betroffenen nicht mehr zu uns, wenn sie Hilfe brauchen.

Diese Datenschutzprobleme sind der Grund, warum viele Schulen sich dafür entscheiden, ihre Unterrichtslaptops über Leasingmodelle zu vergeben. In solchen Fällen gehören die Geräte der Schule, werden von den Eltern geleast und dann von den Schülern genutzt. Auf diese Weise behält die Schule die Kontrolle über die Software und kann durchsetzen, dass nichts auf den schulischen Geräten tatsächlich privat ist. Damit können immer noch nicht die Privatgeräte der Schülerinnen oder der Familie überwacht werden, aber zumindest bei den von der Schule ausgegebenen Geräten ist es leichter und ethisch eher vertretbar.

Hotko drückt es so aus: „Ich glaube, bei missbräuchlicher Verwendung in diesem Bereich (die eine Überwachung der Nutzung oder IP-Nachverfolgung erfordern würde) haben die Schulen oft schlechte Karten. Wenn wir versuchen, die Schüler zu schützen (und zwar häufig vor ihren eigenen Fehlentscheidungen), akzeptieren wir Probleme – oder versuchen, sie intern zu regeln –, die in anderen Zusammenhängen durchaus polizeilich relevant sein könnten. Der Schutz eines Kindes vor einer Gefahr von außen ist eine klar umrissene Geschichte. Aber wenn wir die Schüler vor den Konsequenzen ihres eigenen Tuns bewahren wollen, kann Mitgefühl dem Wunsch nach Gerechtigkeit und logischen Folgen entgegenstehen."

Die folgende Geschichte erzählte mir ein Schüler, der inzwischen studiert. Es geht darin nicht um digitale Selbstverletzung, sondern darum, wie Jugendliche teils verzweifelt IP-Adressen nachverfolgen, um ihren Freunden zu helfen.

> Ich weiß noch, wie in der achten Stufe ein Junge aus unserem Jahrgang einen anderen reinreiten wollte. Er richtete ein Fake-Profil ein und wählte dafür ein Foto und den Namen des anderen. Dann schickte er von diesem Profil aus gemeine Nachrichten an sein eigenes Profil. Davon wiederum machte er Screenshots, die er an die Lehrkräfte schickte, um diesem Jungen Ärger zu machen. Alle Lehrkräfte fielen darauf rein. Es ging hoch her, und der Junge, den er aufs Korn genommen hatte, litt schwer darunter.
>
> Es war ein Riesendrama, weil er es ja gar nicht gewesen war, aber die Lehrkräfte glaubten ihm nicht. Mein Freund war ein Technikfreak und sagte: „Weißt du was? Ich ermittle die IP-Adresse und kläre das." Nachdem er herausgefunden hatte, dass die IP-Adresse des Absenders mit der des Jungen, der sich als Opfer ausgab, identisch war, ging er damit zu den Lehrern, und die gingen der Sache weiter nach. Ich weiß nicht, ob die Polizei hinzugezogen wurde, aber ich glaube, es waren nur die IT-Beauftragten. Wie die Sache ausging, weiß ich nicht. Es war dann einfach kein Thema mehr.

Digitale Selbstverletzung ist ein komplexes, sehr sensibles Phänomen, das mit viel Heimlichtuerei einhergeht. Hotko sagt: „Dass digitale Selbstverletzung im Verborgenen abläuft, erschwert das Aufdecken und den Umgang mit ihr. Wenn wir sie leichter erkennen könnten, hätten wir eine bessere Chance, katastrophale Folgen zu verhüten. Wann man die nächste Stufe wählen muss und welche Intervention am wirksamsten ist, ist eine schwierige Entscheidung."

Und ich stimme ihm aus vollem Herzen zu.

Offen bleiben

Eltern berichteten mir, wie ihre Kinder ihnen unter Tränen haarklein erzählten, wie sie „geschlagen" oder „getreten" worden wären, obwohl das von vorne bis hinten erlogen war. Digitale Selbstverletzung ist quasi die Online-Version eines Kindes, das behauptet, es wäre gebissen worden, sich aber in Wahrheit selbst gebissen hat.

Der nachfolgende Bericht ist eine von vielen Geschichten, die belegen, dass es bei digitaler Selbstverletzung nicht nur um Mobbing geht. Er zeigt, wie massiv und komplex dieses Phänomen ist, was alle Fachkräfte wissen sollten.

Die Geschichte von Tara

Schulen sprechen mich immer wieder auf konkrete Schüler oder Schülerinnen an, die sie nicht so gut erreichen und unterstützen können. Tara war eine solche Schülerin, bei der die Lehrkräfte immer den Eindruck hatten, sie würden etwas übersehen – bis die Wahrheit ans Licht kam. Das ist ihre Geschichte:

> Tara war eine ehrgeizige Sportlerin von nationalem Rang, die klare Ziele hatte. Sie trainierte hart und konzentrierte sich ganz auf ihren Sport. Allerdings hatte sie auch mit komplizierten Familienproblemen zu kämpfen, die trotz aller Unterstützungsangebote ungelöst blieben. In der zehnten Klasse zog sie von zu Hause aus und wurde von einer anderen Familie aufgenommen.
>
> Tara ritzte sich regelmäßig mit einer Klinge an den Oberschenkeln und am Bauch. Die Wunden zeigte sie ihren Freundinnen, die dann die Vertrauenslehrer einbezogen.

Manchmal behauptete Tara, die Verletzungen seien von der Gürtelschnalle ihres Vaters, manchmal gestand sie, dass sie von ihr selbst stammten. Es schien immer ein kompliziertes Lügengeflecht um Taras Verletzungen zu bestehen, und es war schwer zu erkennen, wann sie die Wahrheit sagte.

Irgendwann zeigte Tara ihren Freundinnen auch üble Hassbotschaften auf Facebook, die angeblich von ihrer Mutter stammten. Insgesamt waren es 60 Stück mit Inhalten wie:

irgendwann bring ich dich um
ich schubs dich von der Klippe
ich hasse dich, du Scheißfotze
Du bist eine Hure!
Du bist nicht meine Tochter
Wenn ich dich nochmal sehe, bringe ich dich um
ich mach alles kaputt, was du hast
bring dich endlich um!
(im Original alles klein und mit Rechtschreibfehlern; Anm. d. Verlags)

Als Tara diese Nachrichten ihrem Vertrauenslehrer zeigte, wurde die Polizei eingeschaltet. Die ganze Geschichte wurde sehr verwirrend, denn die Eltern gaben an, nichts damit zu tun zu haben, und auf ihren Handys fanden sich keinerlei Spuren. An diesem Punkt sah sich die Schulleitung den Sprachduktus genauer an und fragte sich, ob Tara die Nachrichten womöglich selbst geschrieben hatte.

Ein Polizist verfolgte die IP-Adressen zurück und stellte fest, dass die Nachrichten von Taras Computer stammten. Niemand von ihren Mitschülern erfuhr jemals, dass sie es gewesen war, denn die Schule wollte sie nicht bloßstellen.

Dass Tara es sehr schwer hatte und Selbstverletzung zu ihrem Leben gehörte, war bereits bekannt. Der Vertrauenslehrer war der Ansicht, dass sich Tara besonders durch das Training für die landesweiten Wettkämpfe schadete. Es überstieg jedes Maß. Sie aß nicht anständig und war häufig dehydriert, und dabei trainierte sie in jeder freien Minute.

Die elterliche Reaktion

Eltern müssen im Hinterkopf haben, dass Online-Mobbing auch von ihrem eigenen Kind ausgehen könnte. Sie sollten über die zunehmende Tendenz zu digitaler Selbstverletzung Bescheid wissen. Sofern ein junger Mensch sich den Eltern nicht anvertraut, werden sie die Wahrheit womöglich nie erfahren. Wenn ein Elternteil herausfindet, dass das Kind, das augenscheinlich gemobbt wurde, sich in Wahrheit selbst angegriffen hat, kann das irritierend und herausfordernd sein.

Ein erfahrener Psychologe, der vor vielen Jahren bei mir arbeitete, schilderte mir in einem ruhigen Gespräch seine Überlegungen zu einer Jugendlichen, die ich als Mentorin betreute. Er sagte zu mir: „Michelle, Geheimnisse, die ans Licht kommen müssen, schaffen dies für gewöhnlich auch. Wenn du lange genug wartest, wird das, was dunkel ist, hell.“ Diese Worte habe ich mir gut gemerkt. An jenem Tag damals musste ich mich entscheiden, ein Riesenlügengespinst, das diese junge Frau umgab, aufzudecken, oder sie zu begleiten, bis sie bereit war zu reden. Im Rückblick bin ich froh, dass ich die zweite Option gewählt habe.

Bei einem derart komplexen Thema ist es nicht leicht, einen sicheren Raum für Kommunikation zu schaffen. Im Gegenteil, es kann sehr frustrierend sein. Ich setze auf Ansprechbarkeit, Geduld und die Bereitschaft, sich um die Bedürfnisse von Jugendlichen zu kümmern, unabhängig von deren Offenheit. Geständnisse zu provozieren ist selten hilfreich und kann noch zusätzlich beschämen. In Kapitel 5 geht es um unverzichtbare Gespräche über Selbstverletzung, und alles, was dort zur Sprache kommt, gilt auch für die digitale Variante.

Hierzu ergänzt Dr. Hinduja: „Eltern, Lehrkräfte und Erwachsene, die mit Jugendlichen arbeiten, müssen sich darüber im

Klaren sein, dass manchmal Opfer und Angreifer identisch sind. Wenn sie dieser Möglichkeit nachgehen, müssen sie sensibel und gnädig bleiben und gleichzeitig soziale Unterstützung anbieten (und unter Umständen auch psychologische oder klinische Hilfe ermöglichen). Ich würde die Erwachsenen in solchen Fällen auch dazu ermuntern, Kinder und Jugendliche regelmäßig wissen zu lassen, dass sie für sie da sind und ihnen zuhören, ohne sie zu beurteilen oder zu kritisieren. Und sie sollten mit ihnen gesündere, konstruktivere Methoden besprechen, um den tiefsitzenden emotionalen Bedürfnissen zu begegnen, auf die ihr Handeln hindeutet. Wir wissen auch, dass Jugendliche mitunter ihren Freunden gegenüber Suizidgedanken und Selbstverletzungsmethoden erwähnen. Darüber müssen wir mit Heranwachsenden bewusst sprechen, damit sie begreifen, wie real das ist, und Unterstützung anbieten, wenn jemand aus ihrer Gruppe oder Klasse sich ihnen gegenüber öffnet."

Eine Geschichte über Bindung

Karley war Mobbing ausgesetzt, das in der Regel über soziale Medien ablief. Jugendliche jenseits ihres Freundeskreises spielten grausame Spielchen und bezeichneten Karley als die „unbeliebteste Person in der Gruppe." Konversationen mit gemeinen Kommentaren über sie wurden per Screenshot gesichert und ihr später gezeigt. Dennoch kehrte Karley nicht zu ihrem selbstverletzenden Verhalten zurück. Wir redeten über das Thema, und ich achtete stets darauf, dass Karley sich gehört und ernst genommen fühlte.

Einige Monate später empfing sie über ihren Snapchat-Account eine Nachricht von „Nicht folgen, privater Account, geschlossen", in der es um Dinge ging, die unserer Meinung nach nur Karley und ihr nahestehende Menschen wissen konnten. Die Nachricht enthielt auch die unmissverständliche Aufforderung: „Mach schon, bring dich um!"

Zuerst dachten ihre Eltern und ich, die Nachricht stamme von einem sehr gestörten Mädchen. Wir informierten die Schule, und alle machten sich intensiv Gedanken, wer hinter dieser Botschaft stecken könnte. Ohne dass Karley es je ausgesprochen hätte, gingen wir bald stark davon aus, dass sie sich diese Botschaft selbst geschickt hatte. Wir wissen bis heute nicht, warum sie diese Form der digitalen Selbstverletzung gewählt hat. Wir haben sie nie dazu befragt, sondern sind dem Ansatz „sanft und nah" gefolgt.

Was auch immer in Karley vorging, es reichte tief, und es tat ihr weh, und sie wollte, dass es alle wussten, ohne es aussprechen zu müssen. Alle an der Schule wussten Bescheid, aber niemand verlor ein Wort darüber. Aus diesem Vorfall entstand eine wunderbare Beziehung zwischen Karley und mir. Etwas veränderte sich, und heute kann Karley sich bei mir fallen lassen, weil sie sicher ist, ehrlich und sanft angenommen zu werden.

Ich scheue mich wirklich, einen allgemein gültigen Ansatz zu propagieren, wie man mit jungen Menschen über digitale Selbstverletzung reden sollte. Meine diesjährige Erfahrung hat mir gezeigt, dass jeder Fall einzigartig ist, und ich habe den Eindruck, dass es für konkrete Antworten nicht genug Forschung oder Fallstudien gibt. Meiner Beobachtung nach ist ein Grundverständnis der Motive für digitale Selbstverletzung sehr hilfreich, das man in den einleitenden Gesprächen einbringen kann.

Wie bei traditionellem selbstverletzendem Verhalten geht es eher um die Haltung als um die Methode. Die richtige Hilfe zur falschen Zeit ist die falsche Hilfe. Mit Karleys Eltern habe ich über diesen Vorfall gesprochen, und wir haben uns gemeinsam entschieden, sie genau im Auge zu behalten und noch mehr zu unterstützen. Mutmaßliche Motive für ihr Verhalten waren aus unserer Sicht ein Bedürfnis nach mehr Rückendeckung und Aufmerksamkeit in dieser Lebensphase.

In vielen anderen Fällen sind direkte, offene Gespräche wichtig, ganz besonders, wenn das Verhalten anhält, außerdem professionelle Hilfe und Einschränkungen der Online-Aktivität. Dies wurde in den bisherigen Kapiteln bereits erläutert.

Eltern von jüngeren Kindern (bis etwa zwölf Jahren) rate ich zu Grenzen bei den sozialen Medien, um die schwierigsten Klippen der Teenagerzeit zu umschiffen. Und sie sollten im Gespräch darüber bleiben, wie man sich online einen guten Ruf erhält. Derartige Verhaltensweisen können schnell eskalieren und starke Scham- und Schuldgefühle erzeugen, aber unter Umständen auch den Ruf ruinieren.

Da digitale Selbstverletzung oft nur kurzlebig ist, muss jegliche Intervention sehr prompt erfolgen. Eltern müssen sich zudem auf die Grundproblematik konzentrieren, um sicherzustellen, dass digitale Selbstverletzung und andere destruktive Verhaltensweisen nicht erneut zutage treten.

Warnsignale

Leider ist die digitale Selbstverletzung für Eltern wie auch für Schulangehörige schwer zu erkennen, ehe es zu spät ist. Zu den Warnsignalen zählen:

- veränderte Schlaf- oder Essgewohnheiten
- mangelndes Interesse an sozialen Aktivitäten
- Rückzug vor Freunden und Familie
- nachlassende Schulnoten
- Traurigkeit oder Angst
- Aufregung bei Benachrichtigungen oder Botschaften
- sich nicht von Geräten lösen können
- veränderter Tagesrhythmus, zum Beispiel später das Licht ausmachen oder früher aufwachen
- nächtliche Internetaktivität

- die Freizeit allein oder im eigenen Zimmer verbringen
- Mobbing in der Schule oder Freundschaftsdramen
- Bemerkungen, dass sie nicht mehr leben wollen

Abschließende Gedanken

Digitale Selbstverletzung ist ein komplexes Thema und eine Form des Selbstmobbing, die allgemein bekannt sein sollte. Es ist schwer, mit diesen Dingen umzugehen, doch die grundsätzlich erforderliche Reaktion bleibt gleich: Kommunikation und Verbundenheit. Um dieses Reagieren geht es in den folgenden Kapiteln.

Kernaussagen aus diesem Kapitel

- Digitale Selbstverletzung ist ein verhältnismäßig neues Phänomen, das in der Öffentlichkeit kaum thematisiert wird.
- Unter digitaler Selbstverletzung versteht man die Online-Variante von selbstverletzendem Verhalten. Andere Bezeichnungen sind digitales Selbstmobbing oder auch digitales Münchhausen-Syndrom. Es geht dabei um das anonyme Posten oder Teilen von negativen Informationen über sich selbst.
- Die Zeiten ändern sich. Inzwischen gibt es sogar Online-Optionen zur Schmerzverarbeitung. Aber die grundlegenden Antriebe der menschlichen Natur ändern sich nicht. Die Motive für körperliche und digitale Selbstverletzung sind eng miteinander verknüpft.
- Wenn jemand die IP-Adresse ermittelt, können junge Menschen, die sich digital selbst angreifen, bloßgestellt werden.
- Die Kenntnisse, die für digitale Selbstverletzung erforderlich sind, unterscheiden sich erheblich von den Kenntnissen, die man braucht, um eine IP-Adresse nachzuverfolgen.

Manche rechnen nicht mit den technischen Fähigkeiten ihrer Mitschüler.

- Eltern müssen im Hinterkopf haben, dass Online-Mobbing auch von ihrem eigenen Kind ausgehen könnte. Sie sollten über die zunehmende Tendenz zu digitaler Selbstverletzung Bescheid wissen. Wenn ein Elternteil herausfindet, dass das Kind, das augenscheinlich gemobbt wurde, sich in Wahrheit selbst angegriffen hat, kann das sehr irritierend und herausfordernd sein.

Kapitel 5
Unverzichtbare Gespräche

Ich habe mich viel und lange mit jungen Menschen darüber unterhalten, warum es ihnen so schwerfällt, mit wohlwollenden Erwachsenen über selbstverletzendes Verhalten zu sprechen. Dabei wurden mir diverse Gründe genannt: Es war ihnen peinlich, sie schämten sich, oder sie hatten Angst, dass ihre Eltern versuchen könnten, sie daran zu hindern. Außerdem wurde die Befürchtung genannt, dass die Eltern sie nicht verstehen und wütend werden könnten.

Selbstverletzendes Verhalten ist für fürsorgliche Erwachsene sehr schwer zu verstehen. Gleichzeitig können junge Menschen es auch nur schwer erklären. Das macht den Einstieg ins Gespräch so schwierig. Louise Klar berät seit vielen Jahren Schüler und Schülerinnen, die sich selbst verletzen. Sie sagt: „Die Jugendlichen wollen keinen Ärger. Deshalb reden sie nicht über das, was mit ihnen los ist und wie es ihnen damit geht. Wenn sie das Gefühl hätten, auf Mitgefühl und Verständnis zu stoßen, würden sie jedoch gern reden."

Eltern gaben mir gegenüber offen zu, dass sie tatsächlich Ärger empfanden, besonders wenn sie merkten, dass sie belogen oder manipuliert wurden.

Jane, die Mutter von Darcy, erklärte mir ihre Entwicklung:

> Als ich Darcy darauf ansprach, warum sie sich selbst verletzte, wurde ich innerlich irgendwie sehr wütend. Sie war ganz offen und sagte, sie hätte uns damit zeigen wollen, dass sie an ihrer jetzigen Schule nicht glücklich sei und zur staatlichen Highschool wechseln wolle. Ich war so wütend, als ich das hörte! Wie konnte sie uns nur auf diese Weise emotional erpressen? Warum griff sie zu einem derart extremen Verhalten, um uns zu zwingen, ihr das zu geben, was sie wollte? Wir mussten so viele ‚Auftritte', Lügen und

Dramen von Darcy hinnehmen, dass ich nicht mehr viel Mitleid mit ihr hatte. Und dass ich gegenüber meiner eigenen Tochter so empfand, machte mir schwer zu schaffen. Ich habe alle meine Gefühle für mich behalten und sie ihr gegenüber nicht gezeigt.

Ich frage mich, ob das der Grund ist, warum Jugendliche selbstverletzendes Verhalten lieber im Internet zeigen, als ihre Eltern einzuweihen. Sie wissen, dass ihre Freunde nicht wütend auf sie werden. Insofern kommt ihnen das Internet sicherer vor. Ich glaube, sie wissen, dass es irgendwann durchsickert und Erwachsene davon Wind bekommen, aber es fühlt sich viel weniger beängstigend an, wenn die Eltern es aus zweiter Hand erfahren.

Das britische *Royal College of Psychiatrists* geht davon aus, dass jemand sich eher selbst verletzt, wenn das Gefühl besteht, dass ihm oder ihr niemand zuhört, dass das Leben hoffnungslos ist, dass er oder sie isoliert und allein ist, dass die Dinge außer Kontrolle geraten sind und sich dem eigenen Einfluss entziehen. Mangelnde Verbindung zu zugewandten Erwachsenen ist ein Schlüsselfaktor, der zu anhaltender Selbstverletzung beiträgt. Andererseits habe ich auch junge Menschen erlebt, deren Familie sehr liebevoll für sie da war und die dennoch mit selbstverletzendem Verhalten kämpften. Vielleicht liegt es an der individuellen Anzahl sonstiger Risikofaktoren und Einflüsse.

Rachael Rubio berät Jugendliche und hat sich früher selbst verletzt. Sie erzählte mir von den ersten Reaktionen ihrer Eltern auf ihr Tun. Zu ihren Aufgaben als Ansprechpartnerin für Jugendliche gehört es, die Eltern darüber zu informieren, dass ihr Kind sich absichtlich verletzt. Ich fragte sie nach einem Rat, der Eltern helfen könnte, mit den ersten Momenten gut umzugehen.

Rubio sagt: „Jugendliche haben deswegen ohnehin schon große Schuldgefühle. Sie schämen sich für ihr Verhalten. Wenn Eltern hören, dass ihr Kind sich selbst verletzt, fragen sie sich: ‚Was habe ich getan oder was habe ich versäumt?‘ Sie wollen jemandem die Schuld geben. Die erste Reaktion erfolgt aus

Schuld- und Schamgefühlen heraus. An dieser Stelle gerät das Gespräch leicht aus dem Ruder."

Sie möchte, dass Eltern sich folgende Frage stellen: *Wie kann ich Ruhe bewahren und bei meinem Kind bleiben und Schuld und Scham vorläufig völlig ausblenden?* Wir müssen begreifen, dass dieser erste Moment, die spontane Reaktion, für den weiteren Fortgang entscheidend ist. Es geht darum, niemandem die Schuld zuzuweisen.

Erste Reaktionen

Unabhängig davon, wie Eltern von selbstverletzendem Verhalten erfahren, ob durch Lehrkräfte, enge Freunde, Geschwister oder Nachspionieren, reagieren sie in der Regel geschockt. Anne Ferrey beschreibt es so: „Aus Elternsicht funktioniert die Familie in der Regel besser als aus Sicht ihrer Kinder, und ein großer Teil der Eltern bekommt nicht mit, dass ihr Kind sich selbst verletzt. Wenn sie es herausfinden, sind sie geschockt." Andere Studien besagten, dass Eltern spontan Schock, Ärger und Ungläubigkeit empfinden. Um sich mit dem selbstverletzenden Verhalten auseinandersetzen zu können, müssen die Eltern diese spontanen Emotionen bearbeiten.

Als ich Eltern befragte, was sie zunächst empfanden, als sie herausfanden, dass ihr Sohn oder ihre Tochter sich verletzt, kamen Antworten wie diese:

- „Erst wurde mir schlecht, dann war ich wie betäubt. Ich wusste nicht, was ich falsch gemacht hatte", sagte Patricia.
- „Es war ein Wust an allen erdenklichen Emotionen zugleich", sagte Tamika.
- „Im ersten Moment war ich voller Sorge. Ich stellte mir sofort tiefe Schnitte in ihrer Haut vor, und malte mir aus, wie furchtbar sie psychisch gelitten haben musste, um

sich absichtlich so etwas anzutun. Ich verstand das Ritzen nicht, warum sie es tat, was sie davon hatte", sagte Cathi.

- „Ich glaube, ich habe mir Vorwürfe gemacht. Wie konnte ich meine Tochter als Mutter derart im Stich gelassen haben, dass sie glaubte, ihre Probleme durch Selbstverletzung lösen zu müssen? Wir wussten, dass wir unser kleines Mädchen verloren, aber wir wussten überhaupt nicht, was dahintersteckte", sagte Laura.

Dass Eltern in einer emotional so schwierigen Zeit ruhig und gefasst bleiben sollen, ist viel verlangt. Ich kann nur dringend dazu raten, psychologische Hilfe, eine Beratungsstelle oder enge Freunde hinzuzuziehen, ehe Sie mit Ihrem Kind reden. Meines Erachtens ist das das Klügste, was Eltern tun können. Ich kann es nicht genug betonen: Verarbeiten Sie Ihre Emotionen nicht vor dem eigenen Kind.

Collett Smart kann auf mehr als 20 Jahre Berufserfahrung als Psychologin und Lehrerin zurückblicken. Sie ergänzt hierzu: „Ich empfehle dringend, dass beide Elternteile sich Unterstützung suchen. Als Paar in einer Beratungsstelle, aber auch unabhängig voneinander bei guten Freunden oder Verwandten. Sie brauchen jemanden, der emotional nicht so stark involviert ist. Es ist wichtig, sich dem Trauma und dem Schmerz der Familie zeitweise entziehen zu können. Das ist keine Flucht, sondern Selbstfürsorge, und Selbstfürsorge ist für die eigene Gesundheit und Kraft unverzichtbar. Füllen Sie Ihren Krug, denn ein leerer Krug hat nichts zu geben."

Das Gespräch in Gang bringen

Die eigenen Kinder auf Selbstverletzung anzusprechen, kann Eltern viel Überwindung kosten. Aber die Jugendlichen wünschen sich, dass Erwachsene dieses Thema mit Zuversicht angehen. Wie die folgende Aussage von Eunice zeigt, können Jugendliche zu ihrer Bereitschaft, dieses Thema anzuschneiden, widersprüchliche Signale senden. Einerseits behaupten sie vielleicht, dass sie nicht reden wollen, andererseits wünschen sie sich, dass ihre Eltern nicht lockerlassen und gründlich nachfragen, wie es ihnen geht.

Eunice schreibt:

> Wenn ich an die Zeit zurückdenke, als ich psychisch sehr labil war, so hätte ich damals etwas gebraucht, worauf ich mich hätte stützen können, um damit fertigzuwerden. Aber mit 13 Jahren hielt ich selbstverletzendes Verhalten leider für die passende Krücke. Vier Jahre lang hatte ich damit zu kämpfen. Anfangs war es mein letzter Ausweg, aber bald wurde es zur Standardlösung. In der Highschool hatte ich viele Veränderungen zu verkraften, auch bei Freundschaften. Dann kamen Krankheiten in der Familie und der Tod meines Vaters hinzu. Was die Selbstverletzungen angeht, so habe ich mich dafür unglaublich geschämt.
>
> Ich ließ niemanden an mich heran, aber trotzdem wollte ich, dass die Leute, denen ich wichtig war, hinsahen oder nachhakten, dass sie fragten, ob es mir gut ginge.

Gespräche über selbstverletzendes Verhalten müssen immer achtsam und mit echter Empathie geführt werden. Beruflich spreche ich viel über das Konzept „sanft und nah“. Diese beiden Worte kann ich auch meinen Lesern und Leserinnen gegenüber nicht oft genug betonen. Halten Sie sich im Zweifelsfall immer an „sanft und nah“ – mit Körpersprache und Tonfall und auch in der Wortwahl.

Achten Sie auf Elemente, die eine Verbindung kappen, darunter Urteile, Kritik, Überreaktionen, Kontrolle, mangelnde Sensibilität und mangelndes Wissen. All dies hat nachteiligen Einfluss auf Gespräche, also vermeiden Sie es unbedingt. Nichts davon ist „sanft und nah“.

Verzichten Sie als Eltern auf Sätze wie:

- Irgendetwas stimmt mit dir nicht, sonst würdest du so etwas nicht tun.

- Ich glaube, du willst damit nur Aufmerksamkeit heischen.
- Wenn du nicht damit aufhörst, muss ich dich bestrafen.
- Viele Leute haben es mal schwer und ritzen sich trotzdem nicht.
- Du endest noch im Krankenhaus oder schlimmer.
- Sag mir sofort, wo du deine Klingen versteckst.
- Wie lange geht das schon so?
- Ich weiß, wie du dich fühlst.
- Ich wette, deine Freundinnen machen das, und deshalb hast du damit angefangen.
- Warum willst du dich umbringen?

Ein wichtiges Gespräch sollten Sie nie unvorbereitet anfangen. Überlegen Sie sich, welche Punkte Sie auf welche Weise ansprechen möchten, aber bleiben Sie flexibel. Unter Umständen lenkt Ihr Teenager das Gespräch in eine ganz andere Richtung. Was Sie sich zurechtlegen können, ist eine kleine Einleitung, ein paar Fragen oder Überlegungen zum Verlauf und ein Abschluss. Ganz wichtig dabei ist, weiterhin im Gespräch zu bleiben.

Schwierige Gespräche: Die Einleitung

Ich weiß nicht, wie oft ich es schon erlebt habe, dass Eltern eine harten Tag in eine Katastrophe verwandelt haben, indem sie eine schwierige Diskussion anfingen, ohne ihren Sohn oder ihre Tochter gut darauf vorzubereiten. Mein Rat lautet, das Gespräch zunächst anzukündigen. Fangen Sie nicht im Auto, beim Einkaufen oder beim Kochen damit an. Besser wäre eine Ankündigung wie: „Ich muss mit dir über etwas Wichtiges sprechen. Das wird ungefähr eine Dreiviertelstunde dauern. Möchtest du, dass wir dafür einen Spaziergang machen, oder wollen wir uns in deinem Zimmer zusammensetzen?“ Wählen Sie Zeitpunkt und Ort mit Bedacht.

Ihr Kind muss wissen, dass Sie irgendwann fertig sind! Deshalb müssen Sie vorher sagen, wie lange das Gespräch dauern soll. Ohne einen Endzeitpunkt könnte es sich zu einschüchternd anfühlen. Falls das Gespräch länger dauert, kein Problem. Aber Ihr Kind soll nicht das Gefühl bekommen, dass das Ende offen ist.

Außerdem empfehle ich, dass das Gespräch nicht länger dauern sollte, als die Beteiligten es emotional bewältigen können. Bei Gesprächen, die länger als eine Stunde währen, leidet oft die Qualität, Kürzere, gezieltere Gespräche führen meiner Meinung nach eher dazu, dass der Faden von den Jugendlichen wieder aufgenommen wird. Deshalb bevorzuge ich kürzere Gespräche, die emotional für alle Seiten weniger erschöpfend sind.

Zudem bevorzugen Jungen und Mädchen oft unterschiedliche Kommunikationsstile. Einem Sohn erleichtern Sie das Reden eventuell mit weniger Augenkontakt und mehr körperlicher Bewegung. Eine Tochter reagiert positiver auf mehr körperliche Nähe und mehr Augenkontakt. Denken Sie an zwei Frauen im Café, die über ihr Leben reden. Frauen erleben es oft, dass ihnen in den Rücken gefallen wird. Deshalb vermittelt der Austausch von Angesicht zu Angesicht Mädchen Sicherheit. Jungen hingegen empfinden direkten Augenkontakt oftmals als konfrontativ und bedrohlich und öffnen sich eher bei einem Spaziergang oder beim Autofahren.

Schwierige Gespräche: Der Gesprächsverlauf

Es klingt vielleicht verrückt, aber betrachten Sie diese Unterhaltung bitte als Ihre große Chance, Vertrauen und eine Verbindung zu Ihrem Kind aufzubauen. Diese Chance bietet sich vielleicht kein zweites Mal, und ich hoffe ehrlich, dass sich genau *diese* Chance kein zweites Mal ergibt! Vielleicht ist es das einzige Mal, wo Ihr Kind derart verwundbar ist und Sie in genau dieser Weise braucht. Gehen Sie sorgsam vor und machen Sie sich bewusst, dass jedes Wort Eindruck hinterlässt.

Wählen Sie möglichst eine sichere, unterstützende, nicht urteilende Umgebung, die verstärkt, was gesund und echt ist, dem jungen Menschen aber auch Raum lässt, die eigene psychische Verfassung zu begreifen. Gehen Sie nie davon aus, Sie wüssten, was Ihr Kind denkt. Stellen Sie immer Fragen, auch wenn Sie fürchten, dass die Antwort Ihnen vielleicht nicht gefällt. Zeitweise werden Sie Ihr Pokerface brauchen. Ein paar unangenehme Pausen sind okay. Wenn Ihr Kind nicht antworten will, denken Sie daran: Akzeptieren Sie Ihr Nichtwissen. Sie müssen deswegen nicht unbedingt Ihren Erziehungsstil ändern.

Versichern Sie Ihrem Kind, dass Sie viel von ihm halten, auch wenn es gerade Schwierigkeiten hat. Selbst die brillantesten Köpfe dieser Welt hatten teilweise große Probleme. Diesen Umstand können Sie meiner Ansicht nach nicht deutlich genug betonen. Vielleicht ist es das erste Mal im Leben Ihres Kindes, dass es derart tiefe, überwältigende Emotionen erfährt, und ihm fehlt die Reife, um zu wissen, dass Menschen solche Zeiten auch durchstehen können.

Die folgenden Fragen und Anstöße könnten Ihnen helfen, dem Gespräch einen Rahmen zu geben und es in Gang zu halten.

- Es geht mir in erster Linie darum, dich zu unterstützen, so gut ich nur kann. Dieses Gespräch soll mir dabei helfen.
- Gibt es etwas, das ich tun könnte, damit es dir besser geht?
- Ich brauche deine Hilfe, damit ich selbstverletzendes Verhalten besser verstehe. Inwiefern geht es dir mit dem, was du tust, besser?
- Zu welcher Tageszeit geht es dir am schlechtesten? Was können wir als Familie tun, um dir zu diesem Zeitpunkt zu helfen?
- Kannst du gut schlafen?
- Könntest du dir vorstellen, mit einem Arzt oder einer Ärztin zu sprechen?
- Wie geht es dir, wenn du mit mir über Selbstverletzung sprichst? Mit wem redest du sonst noch darüber?

- Ich muss mit dir etwas besprechen, und es geht dabei um deine Sicherheit. Wäre es für dich okay, wenn wir einige dieser Punkte jetzt konkret besprechen? Ich muss nun ausdrücklich von dir hören, ob du sicher bist und ob wir an dieses Gespräch anknüpfen können.
- Was können wir momentan in deinem Leben Positives ergänzen? Gibt es etwas, was du nicht mehr tust, obwohl du es früher gern getan hast?
- Wie schlimm sind deine Gefühle, wenn es dir richtig mies geht? Wenn du dafür keine Worte findest: Könntest du es auf einer Skala von 1 bis 10 einstufen?
- Wie läuft es in deinen Freundschaften und Beziehungen?
- Wie ist momentan dein Verhältnis zu uns in der Familie, zu jedem Einzelnen? Wie geht es dir damit?
- Gibt es etwas, was dir gerade sehr zu schaffen macht, bei dem ich dir helfen könnte?
- Gibt es etwas, worüber du mit mir nicht reden kannst, was du aber vielleicht mit jemand anderem besprechen möchtest? So etwas kann ich für dich in die Wege leiten.
- Wenn du mir lieber schreiben willst als zu reden, kennst du meine Nummer!

Schwierige Gespräche: Der Abschluss

Wenn Sie erst einmal im Gespräch sind, sollten Sie sich klarmachen, dass Ihr Kind im Anschluss jedes Ihrer Worte tagelang immer und immer wieder durchgehen dürfte. Deshalb sollten Sie dieses Gespräch nicht als abschließend betrachten, denn es wird notwendig werden, bestimmte Punkte noch einmal zu klären. Vermutlich missversteht Ihr Kind manches von dem, was Sie gesagt haben, wenn es bei diesem einen Gespräch bleibt. Deshalb schlage ich Ihnen vor, zunächst alle paar Tage erneut nachzuhaken.

Beenden Sie das erste Gespräch mit Worten wie: „Ich möchte nicht, dass es bei diesem einmaligen Gespräch bleibt. Wie wäre es, wenn ich in ein paar Tagen noch einmal nachfrage? Und wenn du vorher wieder mit mir reden möchtest, bin ich für dich da. Im Augenblick sollst du vor allem wissen, dass ich dich sehr lieb habe und dass es nichts gibt, was ich nicht für dich tun würde. Solange wir einander lieben, gibt es nichts, was wir nicht durchstehen könnten."

Die Geschichte von Darcey

Ich glaube, mir sind noch keine Eltern begegnet, die der Meinung waren, ihr erstes Gespräch über Selbstverletzung gut gemeistert zu haben. Lassen Sie mich eines versichern: Ich glaube nicht, dass Ihr Kind das von Ihnen erwartet. Was Jugendliche am allermeisten von Ihnen brauchen, ist *Gefühl.* Sie wollen spüren, dass Sie sie lieben, dass sie Ihnen wichtig sind. Sie wollen spüren, dass Sie ihr Bestes im Sinn haben. Der Rest sind Einzelheiten, und auch die sind wichtig, aber lange nicht so sehr wie die Gefühle. Wenn Ihnen die Worte fehlen, greifen Sie zu Gefühlen. *Gefühle sind wichtig.*

Darcey war 16 Jahre alt, als sie mich aufsuchte. Sie war das perfekte Beispiel für ein junges Mädchen mit diversen Risikofaktoren (Angst, Impulsivität, anhaltende soziale Schwierigkeiten, erhebliches Mobbing). Andererseits konnte sie auf eine liebevolle, engagierte Familie bauen, die sie nach Kräften unterstützte und auch eingriff. Ihre Geschichte wollte ich an dieser Stelle so einfügen, wie sie sie aufgeschrieben hat, weil darin einige Warnsignale auftauchen, die ihrer Familie und ihrer Sportlehrerin auffielen. Und es kommen anfängliche „nicht perfekte Gespräche" vor, die ihre Heilung in Gang brachten.

Das ist die Geschichte von Darcey:

Gegen Ende der siebten Klasse hatte ich Schwierigkeiten mit Freundschaften. In vielen Gruppen war ich außen vor, und das belastete mich. Ich wurde ziemlich übel gemobbt. Manchmal ist es schwer, über das zu reden, was gerade mit einem los ist. Mir fällt es schwer, Dinge wieder aufzuwärmen, die schon passiert sind. Schmerzliche Situationen noch einmal hochzuholen, ist nicht leicht, weil man lieber nicht mehr daran denken will.

Wenn jemand dich zum ersten Mal fragt: „Sag mal, ritzt du dich?", ist das irgendwie schräg. Es ist ein bisschen verstörend, weil du denkst, es wüsste niemand. Auf einmal hast du das Gefühl, man würde dir etwas wegnehmen, von dem du dachtest, es könne dir helfen, und du würdest eine Bewältigungsstrategie verlieren.

Die erste, die mich darauf ansprach, war meine große Schwester. Ihr waren ein paar Dinge aufgefallen. Wenn wir im Sommer ausgingen, wollte ich keine Shorts tragen, und wenn ich aus dem Wasser kam, habe ich mir sofort ein Handtuch umgewickelt. So hat sie es gemerkt. Damals hatten wir Freunde, die ein Boot hatten. Ich war ständig gehemmt. Wenn ich mich umzog oder wenn sie unerwartet reinkam, war es mir ziemlich peinlich, dass sie da war. Das war ungewöhnlich, denn bis dahin hatte es mich nicht gestört, wenn sie mich halbnackt sah. Dass ich traurig war und nicht richtig ich selbst, war auch untypisch für mich. Vom Typ her bin ich eher laut. Sie sah, wie ich mich ganz allgemein verhielt, dann fragte sie: „Sag mal, ritzt du dich?" Ich sagte: „Nein." Und sie fragte nicht wieder. Sie wollte mich nicht unter Druck setzen.

Die zweite Person war meine Sportlehrerin. Ich weiß nicht, woher sie es wusste. Im Rückblick könnte ich mir vorstellen, dass sie vielleicht die Narben bemerkt hatte, aber ganz sicher bin ich nicht, weil sie nie etwas dazu sagte. Eines Tages nahm sie mich nach der Stunde beiseite. Sie fragte: „Wie geht es dir? Wie läuft es in der Schule? Wie sind die anderen Mädchen zu dir?" Ich sagte: „Alles gut." Dann fragte sie: „Sag mal, ritzt du dich?"

Ich sagte: „Nein."

Sie sagte: „Gut." Danach sagte sie nichts mehr.

Und dann kamen meine Eltern. Eine andere Sportlehrerin sah die Narben an meinen Oberschenkeln und informierte sie darüber. Ich wusste es nicht, aber auch meine Schwester hatte meine Eltern darauf angesprochen.

An dem Abend redeten meine Eltern mit mir. Sie baten mich, ihnen die Narben an meinen Beinen zu zeigen. Das war wirklich unangenehm. Ich hatte selbst nie richtig begriffen, warum ich das tat, darum war es wirklich schwer, es jemandem zu erklären. Es war schwer, es mehrfach zu erklären. Dad wurde wütend und regte sich auf und wollte, dass ich ihm sage, warum ich mich ritze. Mum brach vor Schreck in Tränen aus. Sie wusste nicht, was sie tun sollte. Ich glaube, sie hofften beide, ich würde das wissen.

Angefangen hatte ich damit, weil ich eine Klassenkameradin gesehen hatte, die überall an den Oberschenkeln Narben hatte. Ich kannte sie nicht einmal näher. Es waren Zeichnungen und Namen von Leuten. Ich fragte sie, warum sie das täte, und sie sagte: „Wenn mir langweilig ist, nehme ich meinen Winkelmesser und male damit auf meinen Beinen herum." Mehr war das nicht. Damals ging es mir nicht gut, und das blieb bei mir hängen. Es war nicht das Internet, auch kein Riesenstreit.

Ich hatte es in der Schule nicht leicht, und ich suchte nach einem Ausweg. Ich dachte, das könnte helfen. Von der siebten Klasse bis zur achten Klasse ritzte ich mich, bis meine Mutter mir Unterstützung suchte. Das hat mir tatsächlich geholfen. Es war das Wissen, dass man Dinge auch anders lösen konnte. Mir hat auch geholfen, dass da noch jemand anderer zum Reden war, nicht nur Mum und Dad.

Wenn ich heute, wo ich älter bin, daran zurückdenke, glaube ich nicht, dass das, was ich getan habe, gerechtfertigt war. Ich halte es für strohdumm. Ich wollte mir damit Erleichterung verschaffen und nicht mehr an meine

Probleme denken müssen. Ich muss meine Gedanken aktiv beschäftigen, das brauche ich immer noch, sonst gerate ich leicht ins Grübeln. Ich hoffe, das kann jemandem helfen.

Die Geschichte von Jacob

Auch Jungen erinnern sich lebhaft an das erste Mal, bei dem jemand sie auf selbstverletzendes Verhalten ansprach. Viele können die Person, den Ort und den genauen Wortlaut wiedergeben. Als ich Jacob kennenlernte, war er fast 20, konnte aber immer noch diverse Menschen benennen, denen er wichtig genug gewesen war, um ein ernsthaftes Gespräch mit ihm zu beginnen. Jacobs Geschichte erinnert mich daran, welchen anhaltenden Einfluss zugewandte Erwachsene haben können.

Als ich anfing, mich zu ritzen, war ich ungefähr 14, und mit 16, 17 bekam ich Gewichtsprobleme. Ich aß kaum noch etwas, und mein Gewicht ging rapide runter, bis unter 70 Kilo, wenn ich mich richtig erinnere.

Hauptsächlich ritzte ich mich, aber ich hungerte auch ein paar Mal gezielt und ignorierte meinen Diabetes in gefährlichem Ausmaß. Irgendwann ritzte ich mich mit geradezu religiösem Eifer täglich, vor allem am Oberschenkel. Als ich ins Krankenhaus musste, ritzte ich meinen Arm an schlechten Tagen von oben bis unten, aber nur leicht. Dreimal verpasste ich mir eine Überdosis von meinem Insulin, um mich umzubringen, und beim dritten Mal schnitt ich ziemlich viel an meinem Unterarm und dem Oberschenkel herum.

Ich lebe jetzt seit fünf oder sechs Jahren mit Depressionen und Angst, darum fällt es mir schwer, mich an Namen oder Orte aus der Anfangszeit zu erinnern. Ich wusste nicht wirklich, was mit mir los war. Ich wusste nur, dass ich die Schule hasste, dass ich immer wieder mal gemobbt wurde, und dass ich noch mit der Scheidung meiner Eltern zu kämpfen hatte. Vor der Schule hatte ich Panik, und ich hatte angefangen, mich selbst zu verletzen.

Erst als ich morgens vor der Schule im Auto zusammenbrach, vermutete meine Mutter, ich hätte vielleicht eine Depression. Wir haben etliche Psychologen abgeklappert, bis wir jemanden fanden, dem ich mich öffnen konnte.

Eine Frau, Vikki, aus meiner Diabetesklinik hatte mir Grundlagen wie „Kampf oder Flucht" erklärt. Was los war, verstand ich aber erst so richtig, als ich psychologische Hilfe bekam. Bis dahin hatte ich niemanden, mit dem ich wirklich über psychische Gesundheit sprechen konnte.

Ich kann nicht für alle Jungen oder Männer sprechen, aber für mich war das Thema echt hart, und ich habe bis heute Schwierigkeiten, mit meinem Psychiater darüber zu reden. Wir Typen sollen immer hart sein, keine Schwäche zeigen. Wir sollen uns einen Kinnhaken verpassen lassen und weitergehen, als wäre nichts geschehen. Wenn wir zugeben, dass wir Angst haben, uns unwohl fühlen oder eine echte Depression haben, heißt es: „Schluck's runter und reiß dich zusammen." Mein Vater weiß immer noch nicht, wie er damit umgehen soll, und viele meiner Klassenkameraden wissen es auch nicht. Es ist definitiv mit einem Stigma verbunden, aber das versuche ich nun aufzubrechen.

Verwundbarkeit verringern

Um mit unseren Söhnen oder Töchtern ins Gespräch zu kommen, müssen wir zunächst eine Umgebung schaffen, in der sie sich sicher fühlen, was auch immer das ist. Als Eltern ist es unsere Aufgabe, für möglichst wenig Verwundbarkeit zu sorgen und Kommunikation nicht als Druckmittel zu benutzen. Nur dann werden sie preisgeben, wie es ihnen wirklich geht, ohne Angst zu haben, beschämt oder kritisiert zu werden. Das Drängen auf den Gang zum Psychologen ist vielleicht nicht hilfreich, weil

Kommunikation sich noch abschreckender anfühlen kann, wenn sie falsch aufgezäumt wird.

Mit Jungen kommt man am ehesten während anderer Aktivitäten (wie Fahren oder Gehen) ins Gespräch, deshalb greifen Eltern gern auf solche Tricks zurück. Das spricht nicht nur ihre männliche biologische Stärke an, sondern Jungen fühlen sich dann auch nicht so leicht verhört. Sobald sie den Eindruck haben, im Mittelpunkt der Aufmerksamkeit zu stehen, fühlen sie sich angreifbar und machen dicht.

Ich empfehle daher vorrangig Gespräche über Themen, die ihnen wichtig sind oder bei denen sie sich gut auskennen. Finden Sie eine gemeinsame Basis, auf der Sie aufbauen können, ohne dass das Kind das Gefühl bekommt, Ihr „Projekt" zu sein. Sprechen Sie über Dinge, mit denen Ihr Sohn sich besser auskennt als Sie, damit das Gefühl aufkommt, er hätte etwas Wertvolles beizusteuern. Das stärkt das Selbstvertrauen und ebnet den Weg für weitere Gespräche.

Wenn Sie ein schwieriges Gespräch vorhaben, sollten Sie nicht mit dem schwierigsten Punkt beginnen, sonst fühlt sich Ihr Kind sofort überfordert und überrumpelt. Fangen Sie immer mit etwas an, bei dem es sich sicher und bestätigt fühlt. Stellen Sie zunächst einfache Fragen, die sich leicht beantworten lassen, und kommen Sie erst danach zu den schwierigeren.

Achten Sie darauf, wann die Kommunikation die Komfortzone verlässt. Wenn das Gespräch nicht in Gang kommen will, lassen Sie es vorerst auf sich beruhen. Mitunter muss man sich damit begnügen, nicht zu wissen, wie es den eigenen Kindern geht, bis diese von selbst bereit sind, mit uns zu reden. Erzwungene Gespräche sind gerade Jungen oft unangenehm, und sie fühlen sich in die Enge getrieben. Das bringt nicht ihre besten Seiten zum Vorschein.

Sprechen Sie Ihren Sohn am besten nicht unter Publikum auf etwas an. Es sollten möglichst wenig andere dabei sein. Ich denke da an einen Jungen, der mit seinen Eltern etwas Wichtiges zu besprechen hatte, aber nicht mit beiden Eltern reden wollte, sondern seine Mutter bat, nicht dabei zu sein. „Ich weiß, dass Dad es dir später erzählt", sagte er, „aber mir wäre es lieber, nur einem von euch gegenüberzusitzen." Das war der höchste Grad an Verwundbarkeit, den er ertragen konnte.

Denken Sie auch daran, dass Jungen gern logisch denken. Sie brauchen faire Grenzen und Vorgaben, die sie verstehen. Mit zu viel Ungewissheit und Unentschlossenheit können sie schlecht umgehen, denn Treibsand ist nichts für sie. Sagen Sie eher weniger, und drücken Sie sich unmissverständlich aus. Bleiben Sie einfach, bleiben Sie klar, bleiben Sie aufrichtig und handfest.

Die Verlockung, zu schnüffeln

Mich erreichte folgende Frage einer Mutter, die herumgeschnüffelt hatte und nun in einem Dilemma steckte: „Vor ein paar Tagen las ich im Tagebuch meiner Tochter und stellte fest, dass sie sich ritzt. Ich war furchtbar schockiert! Sie nahm dafür meine Nagelschere aus dem Bad, die ständig fehlte. Soll ich ihr gestehen, dass ich in ihrem Tagebuch gelesen und ihre Privatsphäre verletzt habe? Wie soll ich damit umgehen?"

Wenn Mütter spüren, dass etwas nicht stimmt, suchen sie fast immer auf dem Handy oder im Tagebuch ihres Teenagers nach Informationen. Einerseits wissen sie, dass sie nicht spionieren sollten, andererseits sind sie von Neugier und Sorge getrieben. Die Absicht ist immer wohlwollend, aber häufig etwas fehlgerichtet. Als Eltern glauben wir, mit der Erkenntnis unserem Kind besser beistehen zu können, doch am Ende stecken wir in einer zusätzlichen Zwickmühle. Wenn Mütter einfach zuhören und ihrem Bauchgefühl vertrauen würden, müssten sie nicht herumschnüffeln!

Ich rate dazu, sich mit dem zufriedenzugeben, was wir „intuitiv wissen", ohne alle Einzelheiten zu kennen. Interessanterweise ändert die Kenntnis aller Fakten nämlich normalerweise nichts an unserem Erziehungsstil. Sie vermittelt uns lediglich die Sicherheit (oder die Munition), genau das zu tun, was wir unserem Gefühl nach gleich hätten tun sollen. Worum geht es uns also tatsächlich? Wir wollen eine Bestätigung. Wenn wir uns selbst das Recht zusprechen würden, unserem Bauchgefühl zu glauben, müssten wir nicht das Vertrauen unserer Kinder brechen.

Wenn wir das aber getan haben, können wir nicht mehr ungesehen machen, was wir gesehen haben, und damit haben wir ein Problem. Spontan möchten Eltern ihr Kind vielleicht sofort mit ihrer Entdeckung konfrontieren. Ich möchte Sie jedoch dazu ermutigen, sich einige Tage Zeit zu lassen und dabei objektiv zu überlegen, was für die Betroffenen das Beste ist.

Vermutlich toben in Ihnen ganz unterschiedliche Emotionen wie Ärger, Traurigkeit, Enttäuschung, Hilflosigkeit, Scham, Schuld oder sogar Abscheu. Starke Emotionen sind normal, aber Sie sollten darauf achten, diese nicht versehentlich gegen Ihren Sohn oder Ihre Tochter zu richten. Konzentrieren Sie sich auf Ihre Elternrolle, und wenn das bedeutet, dass Sie sich erst einmal auf die Zunge beißen, dann tun Sie das. Geheimnisse tun einer Beziehung nie gut, aber eine ohnehin stressbelastete oder delikate Situation sollte man nicht noch schwieriger machen. Setzen Sie also bitte nicht auf Emotionen, sondern auf Klugheit.

Zu manchen Zeiten sind direkte Gespräche über selbstverletzendes Verhalten nicht nur wichtig, sondern geboten. Junge Menschen warten geradezu darauf, dass Eltern sich ehrlich in ihre Welt vorwagen und zeigen, dass sie weder blind noch ignorant sind. Gespräche, die einer Situation eine positive Richtung geben, sind mächtig, wenn sie gelingen.

Es gibt aber auch Zeitpunkte, zu denen Jugendliche nicht zu reden bereit sind. Wenn Sie solche Signale registrieren, sollten Sie kein Geständnis erzwingen. Wann immer ich mit Kindern oder Jugendlichen arbeite, deren selbstverletzendes Verhalten nicht so schlimm ist, ignoriere ich es, bis mein Gegenüber es von sich aus anspricht. Warum? Mir ist bewusst, dass Selbstverletzung oft von Heimlichtuerei und Scham umgeben ist – und dass es häufig nicht zielführend ist, auf einem Gespräch zu bestehen.

Wenn Sie also im Zimmer Ihrer Tochter eine Rasierklinge mit getrocknetem Blut entdecken, oder wenn Sie sich Sorgen machen, weil Ihr Sohn so gar nicht auf seine Sicherheit achtet, sollten Sie lieber fragen, wie sie sich fühlen oder wie es ihnen insgesamt geht, als die gefundene Rasierklinge oder den frischen Bluterguss anzusprechen. Ignorieren Sie den psychischen Zustand Ihres Kindes nicht, aber gehen Sie die Sache klug an.

Vielleicht reicht ein ganz einfacher Auftakt, um ins Gespräch zu kommen:

- Ich mache mir Gedanken um dich.
- Ich möchte, dass du weißt, dass ich für dich da bin, wenn du reden willst.
- Wenn du mit jemandem sprechen möchtest, aber nicht mit mir, dann organisiere ich das für dich.
- Wie kann ich dich momentan am besten unterstützen?

Unter Umständen müssen Sie wiederholt das Gespräch anbieten, aber wenn Sie dranbleiben, besteht eine gute Chance, dass Ihr Kind Sie eines Tages beim Wort nimmt. Die Alternative, bei der Sie „aus allen Rohren feuern“, ist eher kontraproduktiv und könnte leicht nach hinten losgehen.

„Sanft und nah“, liebe Eltern! Mein Rat lautet immer: „Sanft und nah.“

Abschließende Gedanken

Die Studienlage ist eindeutig. Wiederholte Selbstverletzung ist verbreitet, und deshalb sollte man sie so früh wie möglich zur Sprache bringen. Zudem ist selbstverletzendes Verhalten mit ernsten Gesundheitsrisiken verbunden und nicht auf die leichte Schulter zu nehmen. Ich möchte klarstellen, dass ich Eltern in diesem Kapitel keineswegs dazu rate, selbstverletzendes Verhalten zu ignorieren, wenn sie davon erfahren. Ich betone lediglich, dass es entscheidend darauf ankommt, *wie* sie dieses Thema anschneiden. In Kapitel 6 geht es darum, wie wir Jugendliche dazu ermutigen, professionelle Hilfe oder sonstige Unterstützung jenseits der Familie in Anspruch zu nehmen.

Kernaussagen aus diesem Kapitel

- Selbstverletzendes Verhalten ist für fürsorgliche Erwachsene sehr schwer zu verstehen. Gleichzeitig können junge Menschen es auch nur schwer erklären. Das macht einen Einstieg ins Gespräch so schwierig.
- Stellen Sie sich die Frage: *Wie kann ich Ruhe bewahren und bei meinem Kind bleiben und Schuld und Scham vorläufig völlig ausblenden?*
- Wir müssen begreifen, dass dieser erste Moment, die spontane Reaktion, für den weiteren Fortgang entscheidend ist. Es geht darum, nichts und niemandem die Schuld zuzuweisen.
- Gespräche über selbstverletzendes Verhalten müssen immer achtsam und mit echter Empathie geführt werden.
- Halten Sie sich im Zweifelsfall immer an „sanft und nah" – mit Körpersprache und Tonfall und auch in der Wortwahl.
- Wählen Sie möglichst eine sichere, unterstützende, nicht urteilende Umgebung, die verstärkt, was gesund und echt ist, dem jungen Menschen aber auch Raum lässt, die eigene psychische Verfassung zu begreifen.
- Gehen Sie nie davon aus, Sie wüssten, was Ihr Kind denkt. Stellen Sie immer Fragen, auch wenn Sie fürchten, dass die Antwort Ihnen vielleicht nicht gefällt. Wenn Ihr Kind nicht antworten will, denken Sie daran: Akzeptieren Sie Ihr Nichtwissen. Sie müssen deswegen nicht unbedingt Ihren Erziehungsstil ändern.
- Ein paar unangenehme Pausen sind okay.
- Versichern Sie Ihrem Kind, dass Sie viel von ihm halten, auch wenn es gerade Schwierigkeiten hat. Selbst die brillantesten

Köpfe dieser Welt hatten teilweise große Probleme. Diesen Umstand können Sie meiner Ansicht nach nicht deutlich genug betonen.

- Bleiben Sie einfach, bleiben Sie klar, bleiben Sie aufrichtig und handfest.

Kapitel 6
Professionelle Unterstützung und die Rolle der Schule

Wenn Eltern herausfinden, dass ihr Kind sich selbst verletzt, geht dies für die Jugendlichen häufig mit viel Peinlichkeit und Scham einher. Sie müssen das Gespräch suchen, aber anschließend könnte es nötig werden, den Ball rasch an eine dritte Person weiterzuspielen. Eine Psychologin, ein Mentor oder jemand aus einer Beratungseinrichtung könnte die passende neutrale Anlaufstelle für die Betroffenen sein. Solche Externen können auch die Familie dabei unterstützen, weiterhin offen und ehrlich zu kommunizieren.

Ich rate Eltern immer, einem Kind, das sich selbst verletzt, medizinische Hilfe anzubieten, und bin regelmäßig überrascht, wie viele Familie das Problem intern zu regeln versuchen. Zu Selbstverletzungen gibt es ganz unterschiedliche Vorstellungen. Manche betrachten dieses Verhalten als normales Entwicklungsstadium nach dem Motto: „Die sind eben in der Pubertät." Andere denken bei selbstverletzendem Verhalten eher an psychische Probleme und sind eher geneigt, medizinische oder psychologische Hilfe einzubeziehen. Wieder andere sehen darin Aufmüpfigkeit, Kontrollversuche oder auch manipulierendes Verhalten, das Disziplinierung oder Strafen erfordert.

Wie Eltern selbstverletzendes Verhalten einstufen, hat großen Einfluss auf ihre Reaktionen, mit wem sie darüber sprechen und ob und wo sie Unterstützung holen. Das Dumme ist, dass unsere elterliche Wahrnehmung begrenzt sein kann. Je mehr wir uns bemühen, selbstverletzendes Verhalten eigenständig zu regeln, desto größer ist das Risiko, dabei Fehler zu machen. Sicherer ist es, unterschiedliche Menschen hinzuzuziehen, auch Profis.

Eine Beraterin sagte mir, sie hätte Jugendliche getroffen, die zu ihr sagten: „Wenn Sie mich nicht ernst nehmen, werde ich das häufiger machen oder mir mehr antun. Ich werde zeigen, dass es mir nicht um mehr Aufmerksamkeit geht. Für mich ist die Sache sehr ernst." Ich bin fest davon überzeugt, dass junge Menschen Fürsprecher brauchen, wenn es darum geht, welche Behandlung für sie die Beste ist (einschließlich medizinischer Behandlung).

Aber Jugendliche dazu zu bewegen, sich einer Fachkraft anzuvertrauen, kann so schwierig sein wie in Grönland Eis zu verkaufen. Studien zufolge widerstrebt es den meisten Jugendlichen, bei psychischen Problemen professionelle Hilfe zu suchen. Gerade wenn sie sehr verwundbar sind, fällt es ihnen besonders schwer, sich auf eine Beziehung zu einer neuen Person einzulassen. Wie groß diese Hürde ist, sollten Eltern sich bewusst machen. Zu den Einstellungen, die Jugendliche daran hindern, ein Beratungsangebot wahrzunehmen, gehören: Sie wollen mit niemandem reden, sie glauben nicht, dass sie ein Problem haben, oder sie gehen davon aus, dass eine Beratung sowieso nichts bringt.

An dieser Stelle könnte es helfen, sich noch einmal in die eigene Jugend zurückzuversetzen. Hatten Sie mit 14 nicht auch Momente, in denen Sie sich sagten: „Ich weiß nicht, wer ich bin. Ich weiß nicht, was ich will. Mir ist gerade alles viel zu viel"? Aus so einem Gefühl heraus verletzt sich Ihr Kind womöglich selbst, und manche Gefühle dieser Art kennen Eltern vielleicht noch von sich selbst. Wenn jemand sich an diesem Punkt befindet, erscheint jedes Problem riesengroß und alles sinnlos. Eltern sind dann unter Umständen die letzten, auf die der junge Mensch hören möchte.

Nachfolgend finden Sie ein paar praktische Ansätze, um Jugendlichen, die sich selbst verletzen, die Vorstellung nahezubringen, eine Beratungsstelle in Erwägung zu ziehen. Auch ein Arztbesuch kann auf diese Weise angeregt werden. Es gibt kein Patentrezept, also kommt es darauf an, den passenden Ton zu finden, der je nach Alter und Familiendynamik unterschiedlich sein kann.

Vorschlag 1: Fürsorglich vorgehen
Sie könnten sagen: „Wir machen uns echte Sorgen um dich. Und als Eltern ist es unsere Aufgabe, dir externe Hilfe zu besorgen. Sonst würden wir dich im Stich lassen."

Vorschlag 2: Einen Probezeitraum vorschlagen
Sie könnten sagen: „Ich glaube wirklich, dass dir das helfen kann. Ich möchte, dass du drei Termine dort wahrnimmst und es ausprobierst. Wenn du dann immer noch dagegen bist, überlegen wir uns etwas Neues."

Vorschlag 3: Familienzusammenhalt betonen
Sie könnten sagen: „Das ist eine Familienangelegenheit, und wir sind alle gemeinsam dafür verantwortlich. Wir holen uns auch Hilfe von außen. Je nachdem, wie es dir damit geht, könnten wir jemanden hinzuziehen. Aber wir sind auf jeden Fall mit im Boot."

Vorschlag 4: An ihr Mitgefühl appellieren
Sie könnten sagten: „Würdest du es für mich tun? Manchmal ist es leichter, etwas für jemand anderen zu tun als für uns selbst."

Vorschlag 5: Elternrolle hervorkehren
Sie könnten sagen: „Als deine Eltern müssen wir bestimmte Entscheidungen treffen. Das ist eine Erwachsenenentscheidung, die ich für dich übernehmen muss. Ich möchte, dass du darauf vertraust, dass ich weiß, was das Beste für dich ist."

Vorschlag 6: Therapie als etwas ganz Normales darstellen
Sie könnten sagen: „Jeder braucht hin und wieder Unterstützung. Das ist absolut normal. Soll ich dir von ein paar Leuten erzählen, die ich kenne und die es schon richtig schwer hatten?"

Vorschlag 7: Konkrete Vorschläge machen
Sie könnten sagen: „Sieh dir mal diese Websites an. Glaubst du, dass eine dieser Psychologinnen für dich passen könnte? Soll ich für dich einen Termin ausmachen, oder würdest du das lieber selbst tun? Ich kann dich gern begleiten oder dich einfach dort absetzen."

Vorschlag 8: Die Tür offenlassen
Sie könnten sagen: „Ich kann mir vorstellen, dass es dir nicht leichtfällt, darüber zu reden. Aber ich möchte, dass du weißt,

dass ich für dich da bin, wenn du soweit bist. Du kannst auch sehr gern zu einem Psychologen gehen, wenn es für dich zu schwierig ist, mit mir zu reden. Wenn du willst, kannst du mir auch eine Nachricht schreiben."

Manchmal lehnen Jugendliche externe Hilfe ab, obwohl wir sie immer wieder anbieten. In so einem Fall sollten Sie sich nicht scheuen, sich selbst auf den Weg zu machen.

Was fachliche Hilfe vermag

Immer wieder erlebe ich, dass Eltern sich emotional zurückziehen, sobald sie fachliche Hilfe für ihr Kind gefunden haben. Sie glauben dann, jetzt hätten sie alles getan. Aber ein Profi kann nie die Eltern ersetzen. Sie können Ihre Erziehung nicht einfach delegieren. Bitte bleiben Sie präsent, sowohl im Alltag als auch bei den Beratungsterminen, und bringen Sie sich vorbehaltlos ein.

Dies ist die Geschichte einer Mutter, die schildert, wie Beratung und familiäre Unterstützung ineinandergreifen können:

> Unsere Tochter verwendete Scheren. Nicht scharf genug für blutende Wunden, aber sie hinterließ damit erkennbare Kratzer an den Oberschenkeln, immer da, wo es nicht zu sehen war. Meistens tat sie es im Bad, weil sie nur da sicher war, dass sie ungestört sein würde.
> Der Wendepunkt kam mit der Therapie. Ich weiß, dass es sehr vereinfachend klingt, aber sie hatten dann jede Woche einen Termin, und ich glaube, es ging vor allem darum, dass Brianna das Gefühl hatte, gehört zu werden.
> Wir hörten zu. Sie hatte unsere volle Aufmerksamkeit. Die Erkenntnis, dass Brianna nicht klarkam, war ein Schlag für uns. Warum hatten wir so lange gebraucht, um zu begreifen, dass ihre unerwünschten Verhaltensweisen darauf beruhten, dass wir ihr nicht zuhörten? Warum haben wir nur ein „schlechtes" Kind gesehen, anstatt ein Kind, das echte Hilfe brauchte?! Zunächst bemerkten wir keine große

Veränderung bei Brianna. Im Laufe der Monate sahen wir jedoch allmählich wieder die Tochter, die wir kannten, hübsch und selbstbewusst, quicklebendig und keck.

Ein Wort zu den Jungen

Nach all meinen Ausführungen zu professioneller Unterstützung möchte ich an dieser Stelle eine Mahnung aussprechen: *Wir müssen den Jugendlichen zuhören.* Von einer Mutter, die ihren Sohn zu einer Beratungsstelle bringen wollte, erhielt ich folgende Kurznachricht: „Mein Sohn zieht es vielleicht in Erwägung mit jemandem über seine Sache zu sprechen. Ich rede ihm schon länger zu, einen Termin auszumachen, aber bisher wehrt er sich dagegen. Offenbar ist das ‚unmännlich'. Aber allmählich wird er weich …"

Mich hat es zum Lächeln gebracht, wie inständig diese Mutter ihren Sohn zu überzeugen suchte, dass Gespräche ihm helfen könnten, nachdem ihr selbst ein vertrauensvolles Gespräch geholfen hatte. Ihr Sohn war nicht davon überzeugt, dass es ihm helfen würde, seine Emotionen näher zu beleuchten. Meiner Erfahrung nach glauben die meisten Mütter, dass es ihren Söhnen deutlich besser gehen würde, wenn wir sie zum Kommunizieren brächten.

In der von mir gegründeten und geleiteten *Youth Excel's Psychology Clinic* waren mindestens zehnmal mehr Mädchen als Jungen registriert. Studien zufolge nehmen Mädchen doppelt so häufig psychologische Hilfe in Anspruch, da das Stigma, das mit psychischen Erkrankungen verbunden ist, Jungen besonders bedrohlich erscheint. Ich weiß aus Erfahrung, dass viele männliche Teenager (nicht alle, aber viele!) gegenüber Beratungsstellen voreingenommen sind. Mädchen sind offener für die Vorstellung, eine Stunde ungeteilter Aufmerksamkeit zu erhalten.

Wenn das nach Ihrem Sohn klingt, sollten Sie überlegen, wo seine Stärken liegen. Vielleicht entspricht ein Gespräch im Sitzen in einem Raum nicht seiner bevorzugten Form der Kommunikation. Das ist vollkommen in Ordnung, solange er Wege findet, mit zugewandten Erwachsenen in Kontakt zu kommen, denen ernsthaft etwas an ihm liegt.

Auf meine Frage, ob Beratungsstellen für Jungen die Antwort seien, antwortete Maggie Dent, Autorin und Pädagogin: „Selten. Ein Junge öffnet sich nur einer Person, von der er glaubt, dass sie ihn mag und dass er ihr vertrauen kann. Das kann länger dauern. Jungen sind in Bezug auf private Dinge unglaublich verschlossen und wollen niemandem verraten, wie verkorkst sie sich fühlen. Wenn der erste Versuch eines Jungen, sich jemandem anzuvertrauen, schlecht läuft, versucht er es vielleicht nie wieder. Sie haben unglaubliche Angst davor, dass ihr Vertrauen missbraucht wird, und auch vor den Folgen, falls ihre Verletzlichkeit sich herumspricht. Wenn sie jedoch jemanden gefunden haben, dem sie zutrauen, dass er Heranwachsende wirklich angemessen unterstützen kann, werden sie diese Person anderen Gleichaltrigen empfehlen, und dann kommen die auch."

Einerseits sollten wir genderabhängige Unterschiede bei der Wahrnehmung von Hilfsangeboten nicht verallgemeinern, andererseits müssen wir anerkennen, dass Jugendliche für unterschiedliche Angebote und Informationen zu psychischer Gesundheit aufgeschlossen sind und unterschiedlich stark an den Nutzen solcher Angebote glauben. Genderunabhängig müssen wir darauf hören, was für sie funktioniert und was nicht. Und warum das so ist. Ein gutes Vertrauensverhältnis und positive Erfahrungen sind in therapeutischen Beziehungen für alle Jugendlichen wichtige Faktoren.

Wo gibt es Hilfe?

Schon viele Eltern mussten erfahren, dass ihr Sohn oder ihre Tochter sich selbst verletzt, oft von Lehrkräften oder Trainern, und hatten nach diesem ersten Gespräch keine Ahnung, was sie jetzt tun sollten. Selbst wenn sie eine Visitenkarte für eine Anlaufstelle in der Hand hielten. Im Schock hatten sie vermutlich nur zehn Prozent des Erstgesprächs aufgenommen. Deshalb sind an dieser Stelle Hinweise auf Ansprechpartner und Anlaufstellen aufgelistet. Ich empfehle immer, offizielle Angebote mit informeller Unterstützung zu kombinieren.

Klinik oder Ambulanz – Wenn Sie den Eindruck haben, Ihr Kind sei in Gefahr, bei einer Suizidankündigung oder wenn Sie Wunden zu Hause nicht angemessen versorgen können, wenden Sie sich am besten an eine Klinik oder eine Ambulanz. Das gehört zu den schweren Entscheidungen, die Eltern oft treffen müssen.

Kinderarzt/Kinderärztin – Eltern empfehle ich immer, bei unter 14-Jährigen mit dem Arzt ihrer Wahl vorab ein separates Gespräch zu vereinbaren. Es kann gut sein, dass Sie nur diese eine Chance bekommen. Also versuchen Sie, jemanden zu finden, der oder die möglichst gut passt. Der Kinderarzt kennt das Kind oft schon seit vielen Jahren. Die Kinder- und Jugendmedizin umfasst die Entwicklung bis hin zu den berufsrelevanten Jugenduntersuchungen in der Pubertät, und im Idealfall besteht das Vertrauensverhältnis bereits.

Allgemeinmediziner/in – Es lohnt sich immer, den Hausarzt oder die Hausärztin einzubeziehen, zumal ein Termin hier leichter zu bekommen ist. Hier erhalten Sie auch die Überweisung zur passenden fachärztlichen Weiterbehandlung. Bitten Sie gleich bei der Terminvereinbarung um ein ausführliches Gespräch. Sie haben keinen Hausarzt? Dann bitten Sie die Schule oder Freunde um eine Empfehlung. Ich würde nach jemandem Ausschau halten, der häufig Jugendliche behandelt und ein besonderes Augenmerk auf die psychische Gesundheit hat.

Psychiater/in – Psychiater sind Ärzte, die auf psychische Gesundheit spezialisiert sind. Sie stellen Diagnosen und behandeln psychisch kranke Menschen, bei Bedarf auch mit Medikamenten. Es gibt speziell ausgebildete Kinder- und Jugendpsychiater. Erkundigen Sie sich vor Ort oder bei Fachgesellschaften wie der Deutschen Gesellschaft für Kinder- und Jugendpsychiatrie, Psychosomatik und Psychotherapie (www.dgkjp.de), der Österreichischen

Gesellschaft für Kinder- und Jugendpsychiatrie (www.oekjp.at) oder der Schweizerischen Gesellschaft für Kinder- und Jugendpsychiatrie und -psychotherapie (www.sgkjpp.ch).

Psychotherapeut/in – Psychologen und Psychologinnen mit therapeutischer Zusatzausbildung und Zulassung können bestimmte psychische Erkrankungen diagnostizieren und behandeln. Sie dürfen keine Medikamente verordnen. Normalerweise spezialisieren sie sich auf bestimmte Themengebiete, also prüfen Sie das jeweilige Profil und den Werdegang. Suchen Sie gezielt nach Kinder- und Jugendpsychotherapeuten, die in einem Berufsverband bzw. einer Kammer organisiert sind. Die bekanntesten Verbände und Websites für Deutschland, Österreich und die Schweiz finden Sie im Anhang.

Familienberatungsstellen – Berater und Beraterinnen in kommunalen oder kirchlichen Beratungsstellen oder bei freien Trägern können unterschiedliche Qualifikationen vorweisen, meist eine mehrjährige Ausbildung. Sie bieten vertrauliche Gespräche an, um bestimmte Lebensprobleme zu lösen, und können oft ausgezeichnet zuhören und mit der ganzen Familie arbeiten.

Telefonberatung oder Chat – Ein offenes Ohr bietet bei Bedarf in Deutschland die kostenfreie **Nummer gegen Kummer** (nummergegenkummer.de), in Österreich und der Schweiz die kostenfreie Nummer **147** (rataufdraht.at; 147.ch). Das Angebot umfasst ein Kinder- und Jugendtelefon und ein Elterntelefon sowie eine Online-Beratung und weiterführende Informationen.

Gruppentherapie – Manche Beratungsstellen, Kliniken oder Praxen bieten Unterstützung in kleinen gruppentherapeutischen Settings an. Informieren Sie sich, inwiefern dieses Angebot für Sie sinnvoll ist.

Life-Coaching/Lebensberatung – In einer Lebensberatung können Jugendliche zielorientierte Unterstützung finden. Für manche ist das der passende Weg; bei anderen ist psychotherapeutische oder psychologische Beratung sinnvoller. Erkundigen Sie sich gründlich nach den Qualifikationen und der Erfahrung der beratenden Person, denn dieser Bereich ist wenig reguliert.

Ergänzend zur hausärztlichen Behandlung (und in Abstimmung damit!) kann eine Lebensberatung viele Vorteile bieten.

Jugendsozialarbeit/Mentoring – Erkundigen Sie sich in Ihrer Gemeinde bei Sozial- und Jugendamt nach den passenden Angeboten.

Lehrkräfte, schulpsychologische Beratungsstelle, Schulseelsorge, Schulsozialarbeit, Hort – Im Kontext Schule gibt es unterschiedliche Ansprechpartner, zu denen Jugendliche niederschwellig und kostenfrei Vertrauen aufbauen können. Allerdings ist deren Zeit häufig begrenzt. Unter Umständen sind hier flankierende Hilfen erforderlich.

Jugendseelsorge/kirchliche Jugendgruppen – Kirchliche Jugendgruppen sind in der Regel kostenfrei, allerdings nicht therapeutisch orientiert. Hier finden junge Menschen Kontakt zu älteren Vorbildern und positiven Werten in einem religiösen Kontext.

Freizeitgestaltung mit anderen – Sport, Tanzen, Kunst, Theater, Orchester, Schach und Ähnliches. Wenn Ihr Kind seinen Sport oder andere Gruppenaktivitäten an den Nagel hängen will, bestärken Sie es, dabei zu bleiben oder sich etwas Neues zu suchen. Gerade in der Pubertät kommt es auf positive Aktivitäten an, besonders wenn es mal holprig läuft. Wenn ein Stein erst einmal zum Stillstand gekommen ist, lässt er sich schwerer wieder ins Rollen bringen.

Familie und Freunde – Auch ohne fachliche Ausbildung können Angehörige und enge Freunde eine unglaubliche Hilfe sein, zumal hier vielleicht schon eine Vertrauensbasis besteht. Das ist der größte Pluspunkt! Der Nachteil ist, dass hier vielleicht Vertraulichkeitsbedenken bestehen, sodass die Jugendlichen sich nicht unbedingt rückhaltlos öffnen. Für Familien ist das gar nicht so einfach.

Die Rolle der Schule

Schulen spielen eine wichtige Rolle beim Erkennen, dass ihre Schüler oder Schülerinnen sich verletzen und bei deren Unterstützung. Lehrkräften sollte bewusst sein, wie viel Mut Jugendliche aufbringen müssen, ehe sie ihnen Selbstverletzungen offenbaren. Selbstverletzendes Verhalten ist ein massives Statement und häufig ein Hilfeschrei. Wenn eine Lehrkraft etwas davon erfährt, hat sie großen Einfluss auf das Leben der betroffenen Jugendlichen. Sie sollte mit dieser Erkenntnis, aber auch mit der allgemeinen Art und Weise, wie über dieses Thema kommuniziert wird, vorsichtig umgehen.

Jede Schule hat intern ihre Abläufe und Ansprechpartnerketten, die in der Regel von den Lehrkräften zu Schulsozialarbeitern führen und dann Eltern und externe Beteiligte einbeziehen. Und auch wenn kein System perfekt ist, habe ich festgestellt, dass es an jeder Schule Menschen gibt, die zu psychisch angeschlagenen Jugendlichen leichter einen Draht finden. Normalerweise fühlen sich Betroffene zu diesen Personen besonders hingezogen, weil sie sich dort eher verstanden und aufgefangen fühlen.

Genau wie Eltern finden Lehrkräfte selbstverletzendes Verhalten schwierig und haben nicht immer gelernt, wie man damit umgeht oder was sie tun sollten. Deshalb machen junge Leute nicht selten schlechte Erfahrungen, wenn Lehrkräfte im Spiel sind. Ihre Interaktionen mit den Schülern sind oft von Mythen über Selbstverletzung geprägt, und sie glauben vielleicht, dass dieses Thema ihre Qualifikation und ihre Fähigkeiten überschreitet oder sie beruflich nichts angeht.

Allerdings hat die psychische Stabilität direkte Auswirkungen auf die Lernfähigkeit, und Beobachtungen aus dem Unterricht können entscheidend dazu beitragen, Betroffene zu erkennen und ihnen zu helfen. Ich selbst würde von den Betroffenen gern weniger negative Erfahrungen hören und plädiere daher für mehr einschlägige Weiterbildung für Lehrer und Lehrerinnen.

Der Schutz der Privatsphäre

Lehrkräfte sind an einen Verhaltenskodex gebunden. Schüler und Schülerinnen wissen, dass ein Gespräch mit einer Lehrkraft leicht zur Einschaltung von Schulsozialarbeit und Elternhaus führt. Das wiederum hält sie oft davon ab, sich ehrlich der Person zu öffnen, der sie vertrauen.

Hier kommen einige Anhaltspunkte für Lehrkräfte:

Selbstverletzung ist ein unglaublich privates Thema, bei dem es häufig auf systematische Kommunikation zwischen allen Beteiligten ankommt. Halten Sie sich bei der Hinzuziehung anderer Schulbeteiligter an gesicherte Fakten und „Bauchgefühl" und beachten Sie die üblichen Vorgehensweisen an Ihrer Schule.

Als Lehrkraft sollten Sie darauf achten, dass Gespräche über Selbstverletzung oder Wohlergehen immer auf einer persönlichen, nicht-urteilenden Ebene ablaufen. Kleine Gesten wie das Ermöglichen eines Vier-Augen-Gesprächs mit auffälligen Schülern können einen großen Beitrag zu deren Schutz leisten. Das ist oft gar nicht leicht zu bewerkstelligen, sollte aber Priorität haben.

Denken Sie daran, dass Schüler oder Schülerinnen, die über selbstverletzendes Verhalten sprechen wollen, vielleicht nur einen Testballon starten und Informationen erst allmählich preisgeben. Daher kann es erforderlich sein, Gespräche und Beobachtungen schriftlich zu dokumentieren, ob über ein offizielles Formblatt oder über anekdotische Aufzeichnungen.

Ich rate Lehrkräften davon ab, Klassenkameraden zu befragen, ob es ihrem Freund oder ihrer Freundin gut geht, und sie sollten sich auch nicht auffällig an Gesprächen über Einzelne beteiligen. Es ist wirklich wichtig, dass eine Lehrkraft beim Schutz der Privatsphäre integer bleibt.

Dieselbe Sorgfalt gilt im Umgang mit Schülern oder Schülerinnen, die selbstverletzendes Verhalten ihrer Freunde preisgeben. Derartige Mitteilungen sollten auch gemäß der schulintern festgelegten Vorgehensweise gemeldet werden.

Dabei kommt es darauf an, dass die Schüler und ihre Eltern wissen, wen die Lehrkraft bei Selbstverletzungen informieren muss, und dass alle Beteiligten diesbezüglich eine Wahl haben.

Bei der Kommunikation der Lehrkräfte untereinander ist Umsicht angezeigt. Jegliche Flurgespräche, Urteile oder Tratsch sind unangebracht, und es ist unerlässlich, dass das Kollegium sich zum Schutz der Schülerschaft an diesen Grundsatz hält.

Lehrkräfte sollten sich als Bindeglied in einer Unterstützungskette betrachten und Schülern nahelegen, dass sie gegebenenfalls die Schulärztin aufsuchen oder außerschulisch ärztliche Hilfe in Anspruch nehmen.

An dieser Stelle ist zu betonen, dass Vertrauen das offene Gespräche fördert und Studierende sich oft der Person öffnen, von der sie Hilfe möchten. Das macht es schwieriger, sie an jemand anderen zu verweisen. Lehrer und Lehrerinnen sollten ihre Aufgabe darin sehen, den Jugendlichen zu helfen, Kontakt zu passenden Helfern aufzunehmen, und ihnen parallel dazu den Rücken zu stärken.

Die Eltern der Betroffenen sind zu informieren, sobald jemand sich offenbart hat oder nachweislich Selbstverletzungen erfolgen – oder wenn die Schule ein solches Gespräch für das Beste für die Jugendlichen hält.

Elterngespräche können schwierig sein, wenn die Eltern von der Schule erstmals von Selbstverletzungen erfahren. Man sollte ihnen die Fakten schildern, Schweigepflichten klären, Kontakt zu passenden Anlaufstellen im Gesundheitssystem vermitteln und sich sehr zugewandt zeigen. Die erste Reaktion ist hier oft Leugnen, deshalb kommt es darauf an, im Gespräch zu bleiben.

Jugendliche finden leichter anonyme Hilfe, wenn in der Schule die Nummern von Krisentelefonen aushängen.

Die besten Lehrer gehen nicht davon aus, dass ihr Job erledigt ist, sobald externe Fachkräfte eingeschaltet sind. Die Jugendlichen in den Monaten und Jahren danach noch einmal persönlich anzusprechen, signalisiert ihnen, dass ihre fortlaufende Entwicklung wichtig ist. In diese Kategorie fallen auch Nachgespräche mit Eltern oder Jugendamt über die Fortschritte und Bedürfnisse der Betroffenen.

Lehrkräfte sollten sich bei Bedarf nicht scheuen, Fragen zu klären oder selbst Unterstützung einzuholen. Der Umgang mit Jugendlichen, die sich selbst verletzen, kann vielschichtig sein, und es können Fragen zu ethischen Vorgehensweisen, Fürsorge und der Informationsweitergabe aufkommen.

Warnsignale im schulischen Kontext

In Kapitel 1 habe ich eine erste Liste von Warnsignalen für selbstverletzendes Verhalten vorgestellt. Es gibt jedoch einige spezifische Anzeichen, die eher im schulischen Kontext auffallen. Die Lehrkräfte sollten bei folgenden Hinweisen aufmerken:

- Grundloses Fehlen im Unterricht oder Schule schwänzen
- Unerklärliche Narben oder Blutergüsse
- Arbeitsaufträge oder Hausaufgaben werden nicht erledigt
- Langärmelige Kleidung bei Hitze
- Ständig breite Schweißbänder an den Handgelenken
- Überempfindlichkeit oder auffällige Abneigung gegenüber körperlichen Berührungen
- Soziale Isolierung oder Mobbing
- Rückzug aus bisherigen Freundschaften
- Geringes Selbstbewusstsein, wenig Selbstachtung
- Scharfe Objekte im Privatbesitz
- Besitz von Anspitzern ohne Klingen
- Meiden von Situationen, in denen man Arme und Beine zeigen muss, zum Beispiel Turnen oder Schwimmveranstaltungen
- Sprechen über selbstverletzendes Verhalten oder Suizid

Selbstverletzendes Verhalten bei Jungen erkennen

Denken Sie daran, dass Selbstverletzung immer durch die Absicht definiert wird, die dahintersteckt. Diese Absicht kann schwer zu erkennen sein. Wo der Unterschied zwischen normalem Jungenverhalten und Selbstverletzung liegt, ist für Erwachsene gar nicht so leicht festzustellen, und ein Gespräch bestätigt nicht unbedingt den Verdacht. Erwachsene stufen das Verhalten vielleicht fälschlich als impulsiv oder unreif ein. Ich frage mich daher, wie oft Selbstverletzungen unbemerkt und Jugendliche allein gelassen bleiben.

Jungen überspielen ihre persönlichen Gedanken und Gefühle gern durch Witzeleien. Ich denke an ein Beispiel, als einem Lehrer ein „Smiley" auf dem Arm eines Jungen auffiel. Er hatte sich mit dem Zigarettenanzünder die Haut verbrannt. Als der Lehrer nachhakte, sagte der Junge: „Das war bloß Quatsch."

Alle machten Witze darüber, und er trug das Mal voller Stolz. Als dieser Lehrer mich darauf ansprach, sagte er: „Es ist so schwer. Woher soll ich wissen, ob Jungs wirklich Hilfe brauchen oder nur Unsinn machen? Ich mache mir Gedanken um den Kerl. Wir Erwachsenen denken uns alles Mögliche dabei und können es so falsch verstehen. Jungs sind darauf konditioniert, keine Hilfe zu brauchen. Das heißt, du musst jede Aussage hinterfragen."

Beratungskräfte und das große Ganze

Wer beratend tätig ist, sieht sich oft mit den Auswirkungen von Selbstverletzung auf andere Schüler und Schülerinnen konfrontiert. Rachael Rubio berät Schüler und verletzte sich früher selbst. Rubio sagt: „Wir werden in der Schule oft von Eltern kontaktiert, die gestresst sind, weil ihr Kind zusammengebrochen ist. Dann hören sie, dass jemand aus dem Freundeskreis ihrem Kind ein Bild von einer Selbstverletzung geschickt hat. Das Kind hat versucht, dem Freund oder der Freundin zu helfen, ist aber überfordert. Sehr häufig ist die Person, die das Bild geschickt hat, anschließend mit Nachrichten nicht mehr zu erreichen. Das kann sehr verstörend sein."

Das macht selbstverletzendes Verhalten verständlicherweise zu einem noch komplizierteren Problem. „Wir verwenden viel Zeit darauf, Jugendlichen zu vermitteln, was sie in solchen Fällen tun können, um zu helfen", fährt Rubio fort. „Sie können keinen Berater oder Psychologen ersetzen oder die Eltern- oder Geschwisterrolle übernehmen. Die Grenzen lassen sich nicht verwischen. Die Kinder müssen sich klar machen, dass sie nicht dasselbe Maß an Verantwortung tragen müssen wie andere. Sie müssen nur das tun, was Freunde tun, nicht das, was Psychologen tun. Aber sie machen sich oft Vorwürfe, dass sie nicht mehr sein und tun können.

Solche Mythen müssen wir ausräumen. Was Gleichaltrige von einem Freund oder einer Freundin zu hören bekommen, ist zum Beispiel: ‚Wenn du jemandem davon erzählst, tue ich mir etwas Schlimmeres an', ‚Du bist die Einzige, die davon weiß', oder ‚Du bist der Einzige, dem ich vertraue.' Solche Aussagen sind nur sehr selten wahr. Aber Jugendliche brauchen eine Weile, bis sie das durchschauen."

Keine Schule ist perfekt

Jugendliche haben nichts davon, wenn ihre Eltern und die Schule sich nicht einig sind. Daher sollten die Parteien zusammenarbeiten und gemeinsam darauf hinwirken, dass die Jugendlichen zu Hause wie in der Schule schrittweise mehr Verantwortung für ihr Verhalten übernehmen. Viele häusliche Probleme treten in der Schule in anderer Form zutage und werden im dortigen Kontext vielleicht ganz anders gehandhabt.

Eltern, die in der Schule um Hilfe bitten, sollten dort angemessen und zugewandt unterstützt werden. Gleichzeitig müssen Eltern die Realität des Schulkontexts und die Grenzen der Lehrkräfte anerkennen, die sich jeweils der gesamten Klasse widmen müssen. Fehlbeurteilungen, Missverständnisse und Zeitdruck beeinträchtigen die Kommunikation. Schulen, die bewusst eine fürsorgliche, positive Kultur pflegen, können auf selbstverletzendes Verhalten deutlich sensibler eingehen.

Abschließende Gedanken

Externe Unterstützung kann Perspektiven und Hoffnung schenken und die Fähigkeit vermitteln, Schwierigkeiten zu bewältigen. Fortbildungen für Lehrkräfte und der Abbau der Tabus um selbstverletzendes Verhalten können Jugendlichen und ihren Familien den Zugang zu Hilfsangeboten erleichtern. Das nächste Kapitel ist sehr praxisnah und bietet handfeste Strategien, um Selbstverletzung durch Selbstfürsorge zu ersetzen. Auch auf Schadensbegrenzung und Sicherheitsabsprachen gehe ich ein, die für manche jungen Menschen entscheidende Bausteine zur Gesundung darstellen.

Kernaussagen aus diesem Kapitel

- Wenn Eltern herausfinden, dass ihr Kind sich selbst verletzt, geht dies für die Jugendlichen häufig mit viel Peinlichkeit und Scham einher.
- Eine Psychologin, ein Mentor oder jemand aus einer Beratungseinrichtung könnte die passende neutrale Anlaufstelle für die Betroffenen sein.
- Jugendliche dazu zu bewegen, sich einer Fachkraft anzuvertrauen, kann so schwierig sein wie in Grönland Eis zu verkaufen. Studien zufolge widerstrebt es den meisten Jugendlichen, bei psychischen Problemen professionelle Hilfe zu suchen.
- Ein Profi kann nie die Eltern ersetzen. Sie können Ihre Erziehung nicht einfach delegieren. Bitte bleiben Sie präsent, sowohl im Alltag als auch bei den Beratungsterminen, und bringen Sie sich vorbehaltlos ein.

- Wir müssen akzeptieren, was für Jugendliche funktioniert und was nicht. Und warum das so ist. Ein gutes Vertrauensverhältnis und positive Erfahrungen sind in therapeutischen Beziehungen für alle Jugendlichen wichtige Faktoren.
- Jede Schule hat intern ihre Abläufe und Ansprechpartnerketten, die in der Regel von den Lehrkräften zu Schulsozialarbeitern führen und dann Eltern und externe Beteiligte einbeziehen. Und auch wenn kein System perfekt ist, habe ich festgestellt, dass es an jeder Schule Menschen gibt, die zu psychisch angeschlagenen Jugendlichen leichter einen Draht finden.
- Wie Eltern finden auch Lehrkräfte selbstverletzendes Verhalten schwierig und haben nicht immer gelernt, wie man damit umgeht oder was sie tun sollten.
- Selbstverletzung ist ein unglaublich privates Thema, das häufig eine entsprechend respektvolle Herangehensweise benötigt.

Kapitel 7
Selbstfürsorge und Notfallpläne

Die Behandlung von selbstverletzendem Verhalten ist in der Regel nicht einfach. Deshalb sollten wir unterschiedliche Interventionsmethoden im Kopf haben, die wir den Betroffenen anbieten können. Es gibt kein Patentrezept. Meiner Erfahrung nach haben medizinische oder psychologische Methoden oft nur begrenzten Erfolg, weshalb die Familien auf umfassendere Ansätze zurückgreifen müssen. Als Eltern dürfen Sie hier so kreativ werden wie nötig. Tun Sie das, was hilft.

Das ist mein pragmatisches Rezept, das ich bei jungen Menschen in sehr frühen Phasen der Selbstverletzung immer wieder empfehle. Kombiniert mit einem Notfallplan (den ich im Verlauf dieses Kapitels noch vorstelle), ist das eine gute Ausgangsbasis für Jugendliche, die selbstverletzendes Verhalten besiegen wollen.

Wenn Sie die nachfolgenden Stadien wahrnehmen, sollten Sie sich bewusst machen, dass junge Menschen dazwischen hin- und herspringen können. Stadien können überlappen. Manchmal glaubt man, es gäbe Fortschritte, findet sich dann aber plötzlich in Stadium 1 wieder. Das ist alles sehr normal.

Stadium 1: Professionelle und elterliche Unterstützung

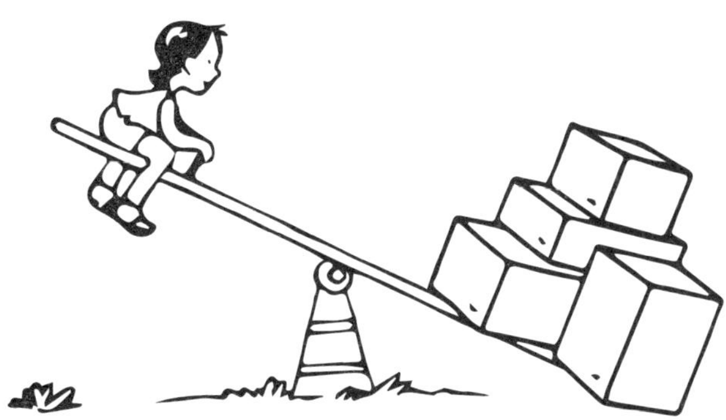

Wenn junge Menschen erstmals bei mir vorsprechen, sieht ihr Leben normalerweise so aus. Sie hängen in der Luft, haben keine Kontrolle, und negative Elemente in ihrem Leben überwiegen. In der Regel brauchen sie Hilfe von zugewandten Erwachsenen, um die „schwersten Brocken" aus dem Weg zu räumen. Wenn es um eine angeschlagene Psyche geht, kommen meist sofort die vier wichtigsten Säulen zur Sprache: Medikation, Therapie, Sport und Schlaf. Das sind die „großen Brocken", die in Bewegung kommen müssen.

Eine Medikation kann über verschreibungspflichtige Medikamente, Nahrungsergänzungsmittel oder auch eine Ernährungsumstellung erfolgen. In den Bereich Therapie fallen psychologische oder beratende Gespräche, aber auch solche mit einem engagierten Familienmitglied. Sport kann im Team stattfinden oder mit dem eigenen Coach. Schlaf ist schwer zu beeinflussen, stellt sich aber normalerweise ein, sobald sich ein gesunder, regelmäßiger Tagesablauf mit Glücksmomenten etabliert hat. Apps können helfen, den Schlafrhythmus zu beobachten. Lassen Sie sich etwas Sinnvolles einfallen, um diese „großen Brocken" aus dem Weg zu räumen, aber hören Sie dabei gut zu. Denn nur so erfahren Sie, ob eine Maßnahme wirklich hilft oder nicht.

Stadium 2: Selbstfürsorge

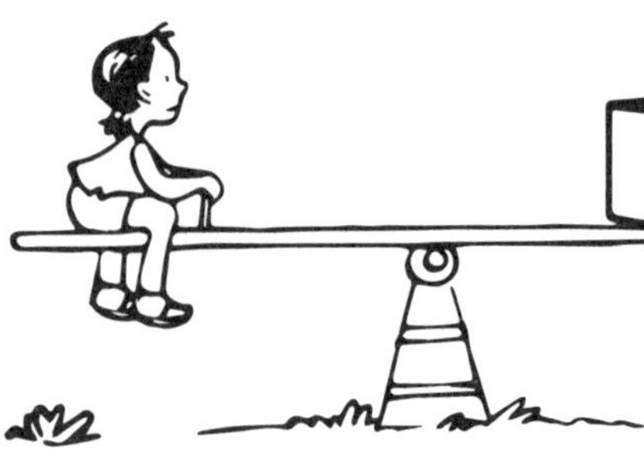

„Wann muss ich eingreifen, und wann darf ich loslassen?", ist eine der häufigsten Fragen, die Eltern mir stellen.

Verständlicherweise fällt es Eltern nicht leicht, ein Kind loszulassen, das zu kämpfen hat. Man möchte ihm jeden weiteren Schmerz ersparen. In der „Mitte" ist ein junger Mensch einigermaßen stabil, zumindest nicht mehr akut in Gefahr. In jedem Stadium kann die Wippe nach oben oder nach unten ausschlagen, aber hier sehen Jugendliche bereits ausreichend klar, um Entscheidungen zu treffen und aus Fehlern zu lernen.

Das ist der Punkt, an dem Eltern aufhören dürfen, alle Grundbedürfnisse zu stillen, weil ihr Kind herausfinden muss, auf welche Weise es selbst für sich sorgen kann. Solche lebenswichtigen Fähigkeiten lernen sie nicht, solange sie überbehütet sind. In dieser Phase sind therapeutische Beziehungen, in denen Jugendliche an ihrer Selbstwahrnehmung arbeiten, schwierige Emotionen durchsprechen und Strategien aufbauen, um für sich selbst zu sorgen, normalerweise entscheidend.

Manchmal sträuben sich Jugendliche gegen Selbstfürsorge und würden es bevorzugen, wenn andere diesen Part übernehmen, ob die Eltern oder andere Familienmitglieder. Eltern fühlen sich vielleicht gezwungen, sie zu „verwöhnen", und durch manipulatives Verhalten unter Druck gesetzt. Es ist wichtig, dass sie diese Verhaltensweisen als ungesund entlarven.

Umgekehrt muss ihnen auch klar sein, dass Selbstfürsorge nicht bedeutet, die Elternrolle komplett abzulegen. „Loslassen" bedeutet nicht, die elterliche Verantwortung abzugeben. Die Kinder brauchen immer noch klare Grenzen.

Stadium 3: Selbstwirksamkeit

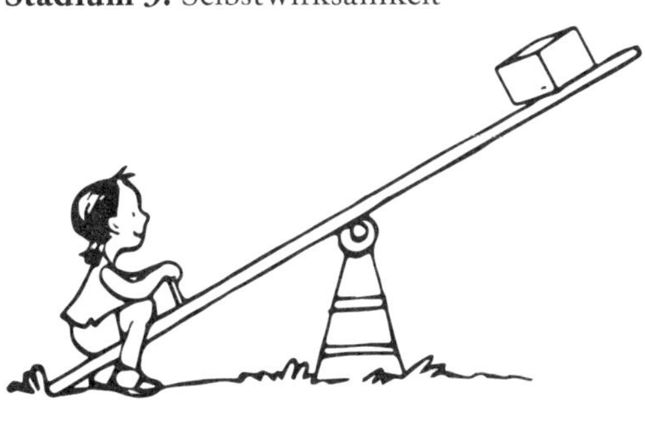

So sieht das Leben aus, wenn die Bewältigungsstrategien junger Menschen stärker sind als ihr Schmerz. Natürlich werden sie nie ständig geerdet bleiben, das wäre zu schön, um wahr zu sein! Aber in diesem Stadium haben sie persönliche Selbstfürsorgestrategien entwickelt und sind reflektiert genug, sie konsequent einzusetzen. Diese Reife stellt sich nicht über Nacht ein, sondern nur mit Zeit und Übung.

Abwarten. Ablenken. Entscheiden.

Selbstfürsorge ist das Gegenteil von Selbstverletzung. Im Idealfall sollten junge Menschen ihre Emotionen regulieren, indem sie gut auf sich achten, und gar nicht erst in die Überforderungsspirale geraten, die selbstverletzendes Verhalten auslöst. Soweit die Theorie; die Praxis ist weniger einfach.

Als Voraussetzung für Selbstfürsorge müssen junge Menschen lernen, ihre Gefühle bewusst wahrzunehmen und zu erkennen, an welcher Stelle sie aktiv etwas für sich tun müssen. Manchen fällt es schwer, Emotionen zu identifizieren. Das gilt besonders nach traumatischen Erlebnissen. In solchen Fällen dürfte ein Psychologe am besten geeignet sein, um beim Erkennen und Ausdrücken angemessener Emotionen zu helfen.

Emotionen verlangen nach Bewegung. Wenn sie eskalieren, drängen sie Jugendliche häufig in eine positive oder negative Richtung – aber die Richtung können die Betroffenen wählen. Selbstfürsorge wird einen jungen Menschen immer in eine positive Richtung ziehen. Selbst eine negative Situation kann eine positive Wirkung haben, wenn die Betroffenen begreifen, wie sie für sich selbst sorgen können. Je höher der Bildungsgrad, desto mehr positive Optionen stehen dabei zur Verfügung.

Emotionen verlaufen wellenartig und sind von begrenzter Dauer. Wer gut auf sich achtet, kann bei starken Emotionen auf der Welle reiten, bis sie verebbt. Wichtig ist dabei das Bewusstsein, dass alle Emotionen nicht von Dauer sind, ob wir nun glücklich oder unglücklich sind. Sich für Selbstfürsorge zu entscheiden, ist mutig, denn das erfordert Aufwand und Kraft.

Bei der Bewältigung einer emotionalen Welle helfen die von der Kognitiven Verhaltenstherapeutin Carol Vivyan entwickelten Schreibübungen nach dem 3D-Konzept, *Delay, Distract, Decide* (Abwarten, Ablenken, Entscheiden), die ich vor Jahren in einem Klassenzimmer als Motto an der Wand sah.

Abwarten. Warte eine festgelegte Zeit ab, bis du dem Drang zur Selbstverletzung nachgibst. Du darfst entscheiden, wie lang dieser Zeitraum ist. Wenn du sichergehen willst, dass du dich an die von dir festgelegte Zeit hältst, kannst du einen Timer stellen.

Ablenken. Tu etwas, das deine Gedanken und deine Energie in eine positive Richtung lenkt. Schreibe eine Liste, was du hier konkret tun könntest. Diese Liste kannst du vorab erstellen.

Entscheiden. Nach der festgesetzten Frist entscheidest du, wie du auf den Drang reagieren willst. Schreibe die Vor- und Nachteile einer erneuten Verzögerung auf, falls der Drang noch vorhanden ist.

Es ist interessant, welcher Zeitrahmen zwischen Gedanken und Ausführung bestehen kann, und inwiefern Selbstfürsorge Jugendlichen hilft, sich in der Wartezeit nichts anzutun.

- 40 Prozent der Jugendlichen beschlossen, sich innerhalb von einer Stunde zu verletzen.
- 22,7 Prozent beschlossen, länger als eine Stunde, aber weniger als eine Woche zu warten.
- 29,3 Prozent derjenigen, die sich zur Selbstverletzung entschieden, hatten diese Entscheidung über eine Woche zuvor getroffen.

Jugendliche könnten eine breitere Palette an Selbstfürsorgestrategien in Betracht ziehen, um schwierige Emotionen besser zu ertragen. Die Vorlieben und Erfahrungen, was am besten hilft, sind sehr individuell, je nachdem, weshalb sie sich verletzen und wie lange der Zeitraum zwischen den ersten Impulsen und der tatsächlichen Ausführung ist.

Kreative Selbstfürsorgestrategien:

- Geschichten schreiben
- Malen, Zeichnen oder andere Kunst
- Tagebuch schreiben
- Komponieren oder ein Instrument spielen
- Playlists zusammenstellen
- Makeup ausprobieren oder sich frisieren
- Eine neue Fertigkeit oder künstlerische Ausdrucksform lernen

Beruhigende Selbstfürsorgestrategien:

- Ein heißes Bad oder eine Dusche
- Bequeme Kleidung anziehen
- Socken aus einem neuen Material kaufen
- Heiße Milch mit Honig trinken
- Ein Kuscheltier oder eine Kuscheldecke knuddeln
- Sich massieren lassen
- Parfüm verwenden oder eine Duftkerze anzünden
- Fernsehen oder ins Kino gehen

Organisierende Selbstfürsorgestrategien:

- Den Kleiderschrank ausmisten
- Ein Zimmer saubermachen
- Etwas bauen
- Das Makeup neu sortieren
- Hausaufgaben oder einen Arbeitsauftrag fertigstellen

Soziale Selbstfürsorgestrategien:

- Eine Freundin anrufen
- Sich mit einem Freund treffen
- Jemandem helfen, der ein Problem hat
- Einen öffentlichen Ort aufsuchen
- Computerspiele mit Freunden
- Mit Freunden lustige YouTube-Videos ansehen
- Mit einem Haustier spielen

Körperliche Selbstfürsorgestrategien:

- Fahrrad fahren oder eine Runde laufen
- Tanzen
- Etwas zusammendrücken
- Ein lautes Geräusch machen
- Etwas zerreißen
- Gegen etwas boxen
- Etwas essen, das einen intensiven Geschmack hat

Meditation steht in unserer Gesellschaft vermutlich auf verlorenem Posten. Manche Menschen setzen bewusst auf Entspannungsmusik, um den Kopf freizubekommen. Yoga und Achtsamkeit sind Methoden, mit denen junge Menschen ihre Energie fokussieren können. Selbst herumsitzen und nichts tun kann ebenfalls funktionieren. Junge Menschen brauchen häufig Zeit für sich allein, damit sie entspannen und neu auftanken können.

Ich arbeite mit folgenden empfehlenswerten Apps:

- #selfcare
- Calm Harm
- Mood Path

- The Breathing APP
- Sleep Cycle
- Smiling Mind

Die App „Calm Harm“ leitet junge Menschen durch einen ähnlichen Prozess wie das Journaling nach dem 3D-Ansatz.

Strategien, die auch funktionieren

Zu den Strategien, die meiner Erfahrung nach ebenfalls funktionieren können, gehört die Bitte an die Jugendlichen, den Namen von jemandem, den sie lieben, an die Stelle zu schreiben, wo sie sich für gewöhnlich verletzen. Alternativ können sie dort ein temporäres Tattoo oder ein inspirierendes Zitat platzieren, um sich daran zu erinnern, warum sie sich nicht mehr selbst verletzen wollen.

Eine andere funktionierende Strategie ist Selbstbemalung anstelle von Selbstverletzung. Deshalb ermuntere ich Eltern, unterschiedlich dicke Schminkpinsel und bunte Farben zu kaufen, mit denen die Jugendlichen ihre Arme, Beine und andere Körperteile verschönern können, die sie sonst verletzen würden. Den Jugendlichen zufolge ist diese „sensorische Empfindung beruhigend, und die bunten Motive vermitteln Hoffnung.“ Ein junges Mädchen erklärte mir: „Ich habe meine Körperkunst fotografiert und dokumentiert. So habe ich etwas, auf das ich stolz und glücklich zurückschauen kann. Ich kann es meiner Familie zeigen, und manchmal hilft es, mich zu öffnen und über meine inneren Kämpfe zu sprechen.“ Eine Seelsorgerin kontaktierte mich und berichtete: „Ich habe inzwischen ein paar Gläser Körperfarbe in meinem Sprechzimmer und auch farbige Eyeliner für ‚Henna-Tattoos‘, die Jugendliche verwenden dürfen, wenn sie nicht mehr weiterwissen. Das ist eine ausgezeichnete Alternative zu Selbstverletzungen.“

Selbstfürsorge als Lernaufgabe

Emotionen zu bewältigen und sich selbst zu trösten, wenn man unglücklich oder gestresst ist, will gelernt sein, und das kann dauern. Selbst gestandene Erwachsene suchen Trost bei anderen und hoffen mitunter auf Beistand. Warum? Weil man Strategien, die wirklich helfen, nur durch Selbstwahrnehmung findet. Und weil wir Menschen uns unablässig weiterentwickeln.

Je nach Lebensphase sorgen wir unterschiedlich für uns. Ein zweijähriges Kind hat andere Strategien als ein Zwölfjähriger oder eine 30-Jährige. Das Austarieren der zur Lebensphase passenden Vorgehensweise erfordert eine Neubewertung, was funktioniert und was nicht. Selbstfürsorge verlangt uns immer wieder ab, herauszufinden, was wir als Nächstes brauchen. Und sie erfordert vorausschauendes Denken.

Junge Menschen orientieren sich zumeist eher nach außen als nach innen und kopieren daher gern die Selbstfürsorgestrategien anderer, die sie zum Beispiel im Reality-TV oder bei ihren Freunden sehen. In ihrer Freizeit wünschen sich Jugendliche oftmals, sie wären jemand anders oder an einem anderen Ort, anstatt sich aktiv etwas Gutes zu tun und sich ehrlich einzugestehen, wer sie sind und was ihnen Freude macht.

Manchmal geraten wir in eine Sackgasse, weil wir Teenager noch als Kinder betrachten und ihnen keine Gelegenheit geben, eigene Selbstfürsorgestrategien zu entwickeln. Ich beobachte, dass Mütter sich bei diesem Thema gern einmischen, und höre von ihnen den Satz: „Wer sich kindisch verhält, wird von mir wie ein Kind behandelt.“ Aber was dem Kind einst geholfen hat, hilft einem noch Teenager leider nicht, wenn er sich auch noch so kindisch verhält. Zu Hause zur Ruhe zu kommen oder eine Unternehmung mit der Familie funktioniert unter Zwang nicht mehr. Selbstfürsorge hilft, weil sie eine Belohnung ist oder sich wenigstens so anfühlt.

Pubertierende müssen experimentieren, um neue Bewältigungsmethoden zu erproben. Als Eltern müssen wir flexibel bleiben und diesen Prozess zulassen. Manchmal reagieren wir zu streng und halten an dem fest, was geholfen hat, als unsere Kinder jünger waren. Dann agieren wir nach einem alten Regelwerk, obwohl die Jugendlichen längst mehrere Überarbeitungen verfasst haben. Nehmen Sie etwas Druck raus. Lange Aufenthalte im eigenen Zimmer können bei der Suche nach sich selbst ebenso normal sein wie ein starker Wunsch nach Gesellschaft.

Ich halte es für sehr wertvoll, wenn unsere Jugend bisher ungewohnte Selbstfürsorgestrategien erprobt. Sie können bewusst in den Familienalltag eingebaut werden, sodass alle etwas davon haben, zum Beispiel Gelegenheiten für Gespräche, die gemeinsame Zubereitung gesunder Mahlzeiten oder zusammen Sport treiben. Wenn Selbstfürsorge Teil des Familienlebens ist, können Jugendliche dadurch ihre Fähigkeiten erweitern und sich andere Strategien aneignen, die von ihren eigenen abweichen.

Schadensbegrenzung

Wenn Ihr Sohn oder Ihre Tochter sich regelmäßig selbst verletzt, dürfte Ihnen bewusst sein, wie schwierig es ist, mit dieser Gewohnheit zu brechen. Das Einüben von Selbstfürsorgestrategien erscheint Ihnen vielleicht eher wie eine stark vereinfachte Scheinlösung für ein sehr kompliziertes Problem. In solchen Phasen kann in der Therapie ein Konzept zur Schadensbegrenzung zur Sprache kommen.

Diese Vorgehensweise wurde besonders in der Suchttherapie erprobt. Übertragen auf Selbstverletzung erkennen wir bei Schadensbegrenzung an, dass das Verhalten vermutlich auftreten wird, und akzeptieren, dass der oder die Jugendliche an einem bestimmten Punkt im Leben vielleicht dazu greift. Der Fokus liegt nicht in erster Linie darauf, dass das Verhalten aufhört, sondern auf der persönlichen Unterstützung. Schadensbegrenzung ist damit eine Alternative zum Null-Toleranz-Ansatz.

In der Beratung könnten weniger zerstörerische oder schädliche Verhaltensweisen ausgelotet werden, und man einigt sich darauf, dass der junge Mensch nur so viel tut, wie für die emotionale Erleichterung unerlässlich erscheint. Das führt dazu, dass die Betroffenen sich und anderen so wenig wie möglich schaden.

Zu akzeptieren, dass sie das Verlangen ihres Kindes nach Selbstverletzung nicht kontrollieren können, kann für Eltern eine echte Herausforderung (oder gar Überforderung) sein. Deshalb sollten Strategien zur Schadensbegrenzung in Abstimmung mit Fachkräften erarbeitet werden. Je massiver und häufiger ein junger Mensch sich selbst verletzt, desto wahrscheinlicher ist ein Schadensbegrenzungsansatz erforderlich. Jugendliche verletzen sich tendenziell deutlich schlimmer, wenn sie eine gefährliche oder gewaltsame Methode einsetzen, ihre Methode regelmäßig nutzen, eine erhöhte Schmerztoleranz haben, physisch isoliert sind oder eine psychische Erkrankung haben.

Für Eltern ist dieser Ansatz verständlicherweise oft der letzte Strohhalm, denn sie würden es natürlich vorziehen, wenn ihr Kind das Verhalten einfach ablegt. Es kann sich auch um eine vorübergehende Maßnahme handeln, bis die Betroffenen bereit sind, gesündere Bewältigungsstrategien zu wählen.

Alternativen zur Selbstverletzung, wie ein Gummiband gegen das eigene Handgelenk schnellen zu lassen, eine scharfe Chili zu essen, eine eiskalte Dusche, rote Linien an die Stellen zu malen, wo jemand sich gern ritzen würde oder Eis an den Körper zu halten, bis die Haut brennt, gehören zu den häufig empfohlenen Strategien der Schadensbegrenzung. Dabei wird gern die Farbe Rot eingesetzt, zum Beispiel mit rot gefärbten Eiswürfeln oder roten Stiften, um das Blut nachzuahmen, das bei Selbstverletzungen eine wichtige Rolle spielt.

Diese Strategien sind weit weniger schädlich als Ritzen oder Verbrennungen, aber ich habe nie erlebt, dass sie den entschlossenen Drang von Jugendlichen, sich selbst zu verletzen, befriedigen können. Jugendliche müssen gut darauf vorbereitet sein, sich „harmlose Schmerzen" zuzufügen, um bewusst auf solche Strategien zugreifen zu können. Für Selbstfürsorge müssen Jugendliche sich bewusst entscheiden, und das gilt ganz genauso für eine Schadensbegrenzungsstrategie.

Angemessene Wundversorgung ist ein weiterer wichtiger Baustein. Mit sauberen Klingen und Verbänden lässt sich das Infektionsrisiko senken. Bei Bedenken aufgrund einer Verletzung oder Wunde sollten Eltern diese ärztlich versorgen lassen und im Extremfall sogar den Rettungswagen rufen.

Ich hatte das Privileg, Eunice über viele Jahre begleiten zu dürfen, und habe dabei mit Psychologen, Psychiatern und Allgemeinmedizinern zusammengearbeitet. Ihre komplette Geschichte finden Sie in Kapitel 10. Eunice brauchte etliche Jahre, um gesündere Bewältigungsstrategien zu entwickeln und sich bewusst für Selbstfürsorge zu entscheiden. Dieses Zitat ihrer Mutter vermittelt einen Einblick, warum in den späteren Phasen ihrer Genesung für Eunice eine Schadensbegrenzungsmethode gewählt wurde:

> Michelle hilft meiner Tochter, mit Enttäuschungen fertigzuwerden. Wenn etwas nicht nach Plan oder nach ihrem Kopf geht, gibt sie gern mir oder ihren Lehrern die Schuld. Sie muss lernen, dass das Leben nicht immer läuft wie geplant, ohne dass jemand daran schuld sein muss. Allmählich erkennt sie an, dass ihre Gefühle und Reaktionen ihr selbst gehören. Früher ritzte sie sich jeden Tag, heute nur noch ungefähr einmal die Woche. Sie hat sogar schon drei Wochen ohne Ritzen geschafft. Eine Zeitlang habe ich alle Klingen einkassiert, aber irgendwie hat sie andere gefunden. Ich habe regelmäßig die Schubladen überprüft, ob alle Anspitzer, Scheren und Messer noch da waren. Nach etwa einem Jahr gab ich es auf. Ich sagte ihr, wenn sie etwas verändern will, müsse sie selbst dafür die Verantwortung übernehmen. Ich kann ihr das nicht abnehmen. Ich musste akzeptieren, was sie da tat."

Persönliche Bereitschaft

Zwischen der Aussage von Jugendlichen, sich nicht mehr verletzen zu wollen, und der tatsächlichen Bereitschaft, davon abzulassen, besteht ein großer Unterschied. Die folgenden Fragen können Eltern und ihren Kindern einen Anhaltspunkt vermitteln, ob jemand ernsthaft bereit ist, das selbstverletzende Verhalten aufzugeben. Hierauf eine Antwort zu finden, ist für Betroffene ein wichtiger erster Schritt.

- Glaube ich, dass ich wirklich aufhören will, mich selbst zu verletzen? Ist das meine Idee oder die von jemand anderem?
- Warum will ich aufhören, mich selbst zu verletzen? Habe ich einen stichhaltigen Grund dafür?
- Gibt es mindestens zwei Leute, die bereit sind, mich in diesem Entschluss zu unterstützen?
- Kenne ich die üblichen Auslöser für mein selbstverletzendes Verhalten?
- Weiß ich, wie ich mich fühle, bevor ich mich selbst verletze?
- Bin ich bereit, negative Gedanken zu tolerieren? Wann verletze ich mich selbst?
- Habe ich professionelle Unterstützung, wenn ich sie brauche?

Die Bedeutung eines Notfallplans

Demi hat mir erzählt, wie es ihr mit einem Freund erging, dessen selbstverletzendes Verhalten mit einem Suizid endete. Sie sagte:

> Letztes Jahr hat ein Freund von mir Selbstmord begangen. Ich war mit Travis eng befreundet. Alle kannten ihn. Viele Leute haben betroffen reagiert. Wir hörten, dass sein zehnjähriger Bruder ihn tot im Baum gefunden hatte. Er hatte sich erhängt. Die Lehrer sind zur Beerdigung

> gegangen, wir alle auch. Seine Mutter war völlig aufgelöst, und wir waren alle so betroffen. Mich selbst hat das so mitgenommen, dass ich mich nicht selbst verletzen will. Ich glaube, er hat seinen Drang zur Selbstverletzung über Drogen ausgelebt. Ich weiß, dass er Drogen nahm, um sich zu schaden. Er hat Drogen genommen und nicht auf sich aufgepasst. Ich glaube, das ging schon lange so, ehe er den Strick nahm.

Es ist traurige Realität, dass wir solche Szenarien mit Jugendlichen besprechen müssen, so schwer uns das auch fallen mag. Notfallpläne sind realistische Anleitungen und sehr wichtig, wenn ein Risiko für ernsthafte Verletzungen oder Suizid besteht. Ich verwende dafür einen speziellen Fragebogen und habe eine 15-Jährige gebeten, ihn auszufüllen, damit Sie sehen, wie man ihn benutzt.

Notfallplan bei Selbstverletzung

Melissas Notfallplan

Warnsignale (Verhaltensänderungen, Stimmungsumschwünge), die anzeigen, dass es zunehmend eskaliert:

- Stimmungsumschwung –Angst oder Wut
- Ich will nicht unter Leuten sein, sondern lieber mehr in meinem Zimmer.
- Ich werde zickig (explodiere zum Beispiel gegenüber meinem Bruder).

Selbstfürsorgestrategien (das kann ich selbst tun)

- Eine Gesichtsmaske auftragen
- Musik machen (macht mich glücklicher), aber: Finger weg vom Handy, das hilft nicht
- Mein Hund macht mich glücklich.

Selbstfürsorgestrategien (mit anderen)

- Videocall mit meiner besten Freundin über normalen Kram. Oder mich verabreden, um mit einer Freundin loszuziehen.
- Nach Möglichkeit mit einer Freundin rausgehen
- Insgesamt bei der Familie sein, nicht allein

Wen kann ich kontaktieren?

- Meine Mutter
- Meine Schwester
- Meine Cousine

Wozu würden sie mir raten?

- Einen Spaziergang machen oder laufen gehen (raus aus dem Haus)
- Bei der Familie bleiben, auch wenn ich das nicht will
- Einen Film anschauen

Profis, die ich kontaktieren kann

- Mein Psychologe
- Meine Ärztin (wenn es sein muss)
- Ich könnte wohl auch eine Notfallnummer wählen.

Schadensbegrenzungsstrategien

- Wenn ich mich vor meiner Mutter ritzen müsste, würde ich nicht so tief schneiden. Darüber haben wir schon gesprochen. Das ist es, was sie sich wünschen würde.
- Nicht tief schneiden
- Und die Wunden gut verarzten

Ein Grund, warum es sich zu leben lohnt

- Ich habe eine Familie, auf die ich mich verlassen kann, und ich habe Freunde.

Mein letztes Mal

Ich bin immer sehr neugierig darauf, warum Jugendliche mit selbstverletzendem Verhalten aufhören. Darum bitte ich diejenigen, die diese Gewohnheit aufgeben, gern, mir ihre letzte Erfahrung damit zu schildern. Sehr viele sagen dann Dinge wie „Es hat mir nicht die gewünschte Erleichterung verschafft", oder dass sie endlich begriffen hätten, wer sie seien. Hier kommen drei Geschichten von jungen Mädchen, die mir erzählt haben, wie ihr letztes Mal ablief.

Die Geschichte von Amanda

Amanda verletzte sich viele Jahre lang und baute diesbezüglich eine ziemlich hohe Schmerztoleranz auf. Als sie 19 war, kam es zu einem heftigen Streit mit ihrem Freund, und sie trennten sich. Amanda war am Boden zerstört. Selbstverletzung war ihre gewohnte Bewältigungsstrategie, weshalb sie eine Klinge an ihren Bauch setzte, um ihn, wie sie es ausdrückte, „in Fetzen zu schneiden". Den Schmerz hielt sie für erträglich, aber als sie am nächsten Morgen aufwachte, waren die Schmerzen weitaus schlimmer als alles, was sie bisher gekannt hatte. Sie litt Höllenqualen. Dennoch ging sie nicht ins Krankenhaus, und die Wunden verheilten von allein. In diesem Moment schwor sich Amanda, dass sie sich nie wieder verletzen würde, und das tat sie auch nicht. Diese Episode hatte ausgereicht, um das Verhalten negativ mit Schmerz zu verknüpfen anstatt mit Erleichterung.

Die Geschichte von Milly

Ich weiß nicht genau, ob ich mich an meine letzte Selbstverletzung richtig erinnere. Das ist jetzt über ein Jahr her. Meine Mutter weiß das wahrscheinlich besser als ich. Ich hatte einfach das Gefühl, aus der Sache herausgewachsen zu sein und das nicht mehr zu brauchen. Und die Gedanken daran gingen allmählich zurück.

Die Geschichte von Melissa

Etwas war geschehen. Ich weiß nicht einmal mehr, was es war, so unwichtig war es. Ich bin Duschen gegangen, habe meine Schere mitgenommen und angefangen, mich zu ritzen. Meine Schwester wollte etwas holen und rief sofort meine Mutter: „Melissa ritzt sich wieder." Meine Mutter kam angerannt, und es war ein Riesenchaos. Alle schrien herum. Ich habe keine Ahnung, warum ich mich da noch einmal geritzt habe. Ich hatte es ewig nicht getan.

Abschließende Gedanken

Für Eltern ist es unglaublich schwer, ihrem Kind zuzuhören und seine gegenwärtige Gemütsverfassung zu akzeptieren. Wenn Eltern dies tun, können sie ihr Kind eher führen als kontrollieren. Wenn Eltern und Fachkräfte die Absichten der Jugendlichen realistisch einstufen, können sie leichter festlegen, welche Strategien diese am besten unterstützen können. Im nächsten Kapitel geht es um eine positive Grundeinstellung, Hoffnung, Dankbarkeit und Zugehörigkeit – lauter sehr wichtige Elemente zur psychischen Stabilisierung junger Menschen.

Kernaussagen aus diesem Kapitel

- Die Behandlung von selbstverletzendem Verhalten ist in der Regel nicht einfach. Deshalb sollten wir unterschiedliche Interventionsmethoden im Kopf haben, die wir den Betroffenen anbieten können. Es gibt kein Patentrezept.
- Wenn es um eine angeschlagene Psyche geht, kommen meist sofort die vier wichtigsten Säulen zur Sprache:

Medikation, Therapie, Sport und Schlaf. Um diese „großen Brocken" zu verschieben, brauchen junge Menschen in der Regel Hilfe.

- Selbstfürsorge ist das Gegenteil von Selbstverletzung. Im Idealfall sollten junge Menschen ihre Emotionen regulieren, indem sie gut auf sich achten, und gar nicht erst in die Überforderungsspirale geraten, die ihr selbstverletzendes Verhalten auslöst.
- Selbstfürsorge ist nur theoretisch einfach, in der Praxis ist es nicht so leicht.
- Emotionen verlangen nach Bewegung. Wenn sie eskalieren, drängen sie Jugendliche häufig in eine positive oder negative Richtung – aber die Richtung können die Betroffenen wählen. Selbstfürsorge wird einen jungen Menschen immer in eine positive Richtung ziehen.
- Emotionen verlaufen wellenartig und sind von begrenzter Dauer. Wer gut auf sich achtet, kann bei starken Emotionen auf der Welle reiten, bis sie verebbt.
- Die Vorlieben und Erfahrungen, was am besten hilft, sind sehr individuell, je nachdem, weshalb sich Jugendliche verletzen und wie lange der Zeitraum zwischen den ersten Impulsen und der tatsächlichen Ausführung ist.
- Bei Schadensbegrenzung erkennen wir an, dass der oder die Jugendliche an einem bestimmten Punkt im Leben zu selbstverletzendem Verhalten greifen könnte. Der Fokus liegt nicht in erster Linie darauf, dass das Verhalten aufhört, sondern auf der persönlichen Unterstützung. Schadensbegrenzung ist damit eine Alternative zum Null-Toleranz-Ansatz.
- Notfallpläne sind realistische Anleitungen und besonders wichtig, wenn ein Risiko für ernsthafte Verletzungen oder Suizid besteht.
- Sich für Selbstfürsorge zu entscheiden, ist mutig, denn das erfordert Aufwand und Kraft.

Kapitel 8
Erziehen wie ein Coach

Für die Studie *Child & Adolescent Self-harm in Europe (CASE)* von 2008 wurden 30.000 Schüler und Schülerinnen aus Europa befragt. Dabei kam heraus:

- 79,6 Prozent hatten noch nie an eine Selbstverletzung gedacht.
- 14,6 Prozent kannten Gedanken über Selbstverletzung, hatten sie aber nicht ausagiert.
- 2,6 Prozent gaben einen einmaligen Vorfall an.
- 3,2 Prozent gaben wiederholte Vorfälle an.

Diese Daten zeigen, dass 14,6 Prozent der Befragten Gedanken über Selbstverletzung hatten, ohne diese in die Tat umzusetzen. Damit besteht ein realer Bedarf für Präventionsangebote, die destruktive Gedankengänge adressieren, ehe diese in die Tat umgesetzt werden. Wenn ich mit Jugendlichen arbeite, achte ich nicht nur auf selbstverletzendes Verhalten, sondern auch auf die entsprechende Denkweise. Ganz unabhängig von erkennbaren Verletzungen reagiere ich auf die Einstellung.

Wie bereits besprochen gibt es verschiedene Vorstufen und Warnsignale, die wir einbeziehen müssen. Wenn psychische Probleme (Angst, Depressionen, Impulsivität und riskantes Verhalten) mit stressbelasteten Lebensereignissen zusammenfallen (zum Beispiel Familienprobleme oder persönlicher Schmerz), kommt es bei Jugendlichen eher zu selbstverletzendem Verhalten. Selbstverletzungen treten häufiger auf und werden schwerer, je mehr diese Elemente in Kombination auftreten. Deshalb sollten wir jungen Menschen, bei denen auch nur ein Teil dieser Risikofaktoren vorliegt, alle greifbaren Präventionsmaßnahmen anbieten.

Gerade in Übergangsphasen müssen wir den Druck wahrnehmen, der auf Jüngeren wie Älteren gleichermaßen lastet. Das Ende der Orientierungsstufe und der Start der Mittelstufe ist eine solche Übergangsphase. Rachael Rubio war so freundlich, ihre persönliche Geschichte für Kapitel 10 dieses Buches beizusteuern. Ihre Erkenntnis lautet: „Für selbstsichere Jugendliche ist Selbstverletzung normalerweise keine Bewältigungsstrategie. Aber bei allen Kindern ist das Selbstbewusstsein irgendwann einmal angeknackst. Als Eltern müssen wir diese Phasen bemerken. Besondere Aufmerksamkeit ist bei Übergängen geboten: höhere Anforderungen, Schulwechsel, Veränderungen im Freundeskreis, die Pubertät und so weiter."

Vor nicht allzu langer Zeit kam nach einem Vortrag über Stress und Angst, den ich an einer Schule hielt, eine Siebtklässlerin zu mir. Sie bat mich um Rat, weil ihr in den nächsten Tagen eine Klavierprüfung bevorstand, die sie stark belastete. Ich fragte sie nach ihrer größten Sorge, und sie sagte: „Ich weiß nicht, wie ich damit fertig werden soll, wenn ich es vergeige." Da wurde ich hellhörig. Es ist entscheidend, solche wichtigen Ereignisse liebevoll und aufmerksam zu begleiten. Selbstverletzendes Verhalten ist nicht immer zu sehen, man kann es auch hören.

Zum Begriff Resilienz

In meinem Buch *Everyday Resilience* („Resilienz im Alltag", nicht auf Deutsch erschienen; Anm. d. Verlags) erkläre ich, wie man Kinder gegen Schwierigkeiten wappnet und Resilienz aufbaut, indem man die kleinen Momente des Alltags nutzt. Dieses Buch ist eine große Hilfe für Eltern, deren Kinder sich selbst verletzen, denn um sich dem Leben stellen zu können, brauchen unsere Kinder eben dies: Resilienz.

Resilienz ist die Fähigkeit, sich angesichts von Widrigkeiten, tragischen oder traumatischen Ereignissen, Bedrohungen, Stress, Spannungen in der Familie oder sonstigen Problemen anpassen zu können. Wir müssen junge Menschen darin bestärken, nach

Rückschlägen wieder auf die Füße zu kommen und Durststrecken durchzustehen, denn das brauchen sie ihr Leben lang.

Der Zusammenhang zwischen selbstverletzendem Verhalten und Resilienz ist nicht auf Anhieb offensichtlich. Die meisten Leute denken eher an bessere Selbstfürsorge, aber die ist eher eine Sofortmaßnahme. Resilienzstrategien sind das starke Fundament. Eltern verstehen ihre Rolle bei der Resilienzentwicklung erfahrungsgemäß am besten, wenn ich die folgende Analogie verwende:

Stellen Sie sich das Leben von Jugendlichen wie ein ausgedehntes Sporttraining vor (mit vielen Kniebeugen), und Sie sind der Coach. Junge Menschen brauchen unsere Hilfe, um den brennenden Schmerz des „Muskelkaters“ zu tolerieren, den die Kniebeugen des Lebens auslösen. Wir müssen ihnen helfen, mit schmerzhaften Emotionen fertigzuwerden, die nicht ausbleiben, wenn sie leben, wachsen, scheitern, wieder aufstehen, wieder scheitern und ihren Träumen nachjagen. Sie sollten wissen, was sie machen können, wenn sie auf Widerstand treffen.

Natürlich wollen wir nicht, dass sie sich emotional überfordern, bis sie ausbrennen. Aber wir wollen erreichen, dass sie wissen, wie man mit dem Schmerz umgehen kann und noch fünf Kniebeugen aus sich herausholt, ohne zusammenzubrechen. Das erfordert eine psychische Kraft, die sagt: „Ich bin in der Lage, damit klarzukommen.“

Unser Job als Eltern ist dabei entscheidend. Ein schlechter Coach würde ihnen gestatten, sich hinzusetzen, sobald das Brennen einsetzt, womöglich noch persönlich den Stuhl hinstellen, eine Cola holen und sagen: „Mach Pause. Bleib ruhig sitzen. Ich weiß, dass heute Training wäre, aber du siehst müde aus. Morgen ist auch noch ein Tag.“

Ein guter Coach würde eher das Gegenteil tun und sagen: „Du schaffst das. Nur noch fünf Kniebeugen. Konzentrier dich. Ich wisch dir den Schweiß ab. Ich zähle die letzten Übungen mit. Wenn du dich hinterher ausschütteln willst, mach ruhig. Wenn du atmen musst, atme. Deine Ziele sind es wert!“

Ein guter Coach findet 101 Wege zu sagen: „Ich glaube daran, dass du das kannst." Diese Worte kreativ auszudrücken, ist eine echte Kunst. Erinnern Sie sie an ihre Stärken und Fähigkeiten, an ihre Beziehungen, ihren inneren Wert als Mensch und an ihre körperlichen Merkmale. In meinem Buch *Parenting Teenage Girls in the Age of a New Normal* („Die Erziehung weiblicher Teenager im Zeitalter der Neuen Normalität", nicht auf Deutsch erschienen; Anm. d. Verlags) spreche ich für Lob das Konzept „im Vorbeigehen" an, weil Teenager Komplimente der Eltern häufig ablehnen, besonders wenn sie gerade schlecht drauf sind.

Dieses beiläufige Konzept für Zuspruch funktioniert folgendermaßen: Bewegen Sie sich in Hörweite, machen Sie Ihr Kompliment und verschwinden Sie wieder. Machen Sie Bemerkungen wie „Die neue Farbe passt perfekt zu deinem Haar", oder „Danke für den Abwasch", oder auch „Ich bin echt stolz auf dich." Wichtig ist, nicht zu bleiben, bis sie die Augen verdrehen oder verbal kontern, sondern schleunigst den Rückzug anzutreten, ganz ohne Theater.

Auch Teenager müssen hören, wie sehr wir sie lieben und was wir an ihnen lieben, auch wenn sie es abstreiten. Bei meinen eigenen Kindern nutze ich diesen Ansatz mehrmals täglich als Gegengewicht zu all den Kritikpunkten, die ich als Mutter zur Sprache bringe. Im Gehen stelle ich mir ihre Reaktion vor und verdrehe mitunter an ihrer Stelle die Augen.

Auf der Suche nach Perspektive und Hoffnung stützen sich Jugendliche stark auf stabile Erwachsene. Heute trank ich einen Kaffee mit einer Mutter, die mir von ihrer Teenagerzeit erzählte. Gegen Ende der Schulzeit erlebte sie eine Reihe von Enttäuschungen, mit denen sie zugegebenermaßen nicht gut zurechtkam. Sie geriet ins Straucheln und verlor ihren Optimismus. Leider gab es für sie damals keinen Erwachsenen, der sie liebevoll begleitete.

„Was machst du, wenn du niemanden hast, der dir sagt, es gibt *mehr* da draußen als das, was du momentan denkst und fühlst, niemanden, der dir in harten Zeiten Mut macht?", fragte sie. „Ich wusste nicht, was ich nicht wusste."

„Ich glaube, dann reimt man sich gemäß dem begrenzten eigenen Wissen zusammen, wie es weitergeht“, antwortete ich. „Als Teenager fehlt uns die Perspektive. Man denkt, das Leben würde sich immer so anfühlen wie ‚hier und heute‘. Ich merke, dass sich Jugendliche auf der Suche nach Perspektive und Hoffnung stark auf mich verlassen. Das ist meine Rolle in ihrem Leben.“

Die Macht der Dankbarkeit

Optimismus ist ein Schutzschild, der manchen leichter fällt als anderen. Manche jungen Menschen haben genetisch bedingt einen weniger hohen Setpoint (individueller Normalzustand) fürs Glücklichsein als andere, und es gibt gewisse Dinge, mit denen wir ihnen zur Seite stehen können. Ausgezeichnete Anregungen hierzu liefert das Buch „Vom Glück, dankbar zu sein“ (2008) von Robert Emmons. Seine Studien ergaben eine nachweisliche Verbindung zwischen Dankbarkeit und der psychischen, körperlichen und sozialen Gesundheit von Menschen. Daraus schließe ich, dass Dankbarkeit für junge Menschen, die gegen selbstverletzendes oder anderweitig destruktives Verhalten ankämpfen, eine wirklich wichtige Fähigkeit ist, deren Entwicklung wir unterstützen sollten.

Annette Spur macht sich seit nahezu zehn Jahren am australischen Dankbarkeitstag, dem *National Day of Thanks*, für dieses Thema stark und sprach mit mir über Dankbarkeit und deren Einfluss auf ihr Leben und ihre Gesundheit. Annette hatte mit postpartalen Depressionen zu kämpfen und für sie erwies sich Dankbarkeit als Schlüsselfaktor für ihre Genesung. Allerdings musste sie erst üben, bis sie jeden Abend etwas, wofür sie dankbar war, in ihr Tagebuch schreiben konnte. Ein Zitat, das sie stark inspirierte, war:

Wenn du heute nur mit dem aufwachen würdest, wofür du gestern dankbar warst, womit würdest du aufwachen?

Ihrer Erfahrung nach macht Übung den Meister. Mit genug Übung konnte sie jede negative Situation ins Positive wenden. Sie sagte mir: „Wenn etwas schief geht, konzentriere ich mich auf das Positive, und es geht mir sofort viel besser." Die Einstellung, etwas Negatives in etwas Positives zu verwandeln, ist jungen Menschen nicht angeboren.

Auch Annette sagte: „Wir kommen nicht dankbar auf die Welt. Wir kommen mit legitimen Ansprüchen auf die Welt. Ein Baby, das morgens um fünf nicht die erste Mahlzeit bekommt, ist kein bisschen dankbar. Wenn etwas im Leben nicht so läuft, wie wir es uns vorstellen, ist die natürliche Reaktion darauf nicht Dankbarkeit. Dankbarkeit wird erlernt, und das ist Aufgabe der Eltern."

Meine Mutter legte viel Wert darauf, für das dankbar zu sein, was wir hatten und was wir bekamen. Wenn jemand mir ein Geschenk überreichte, fühlte es sich an, als wäre die ganze Welt stehengeblieben, denn sie starrte mich an, bis ich das magische Wörtchen aussprach: „Danke." In der Pubertät jedoch war „undankbar" die beste Beschreibung für mich. Meine Eltern hatten mich gut erzogen, aber ich hatte mich genauso entwickelt wie die meisten Teenager und war *anspruchsvoll.*

Wenn Sie das an Ihr Kind erinnert, seien Sie versichert, dass Sie keine Ausnahme sind. Jugendliche sind entwicklungsbedingt egozentrisch.

Ihnen Dankbarkeit nahezulegen, ist nicht leicht, und das gilt besonders, wenn sie mit psychischen Problemen oder schwierigen Lebensumständen zu kämpfen haben. Es kann ihnen sehr schwerfallen, sich für eine Welt jenseits von ihnen selbst zu öffnen.

Mir ist oft aufgefallen, dass wir Erwachsenen mit jungen Menschen, die gerade eine schwere Zeit durchmachen, nur zurückhaltend über Dankbarkeit sprechen, weil wir sie in ihrer gegenwärtigen Geisteshaltung nicht verletzen wollen. Allerdings glaube ich, dass wir ihnen damit keinen guten Dienst leisten.

Dankbarkeit wohnt eine eigene Macht inne. Und auch im Lieben und Gegenhalten gegen eine ungesunde Einstellung liegt eine eigene Macht.

Die Geschichte von Tegan

Vor etwa einem Jahr kontaktierte mich eine Mutter von drei Kindern. Die jüngste Tochter hatte eine Behinderung; die älteste, Tegan, war in die Pubertät gekommen und ärgerte sich zunehmend über die viele Zeit, die ihre Mutter für die kleine Schwester aufwandte. Jede Familie mit einem behinderten Kind weiß, wie hart das sein kann. Das sollte man anerkennen.

Tegan war von Mädchen umgeben, die sich ritzten, und sie hatte sehr, sehr feine Kratzer auf den Oberschenkeln. Verständlicherweise verlangte sie nach Aufmerksamkeit. Ihre Mutter war furchtbar besorgt, dass Tegan sich schlimmer verletzen würde, und reagierte mit allen Mitteln. Sie war die beste Mutter, die ein Mädchen sich nur wünschen konnte.

Wir trafen uns zum Gespräch, und sie weinte. Mir kamen Vorschläge in den Sinn wie „Ziehen Sie einmal die Woche nur mit Ihrer großen Tochter los", „Kaufen Sie ihr ein Armband, um sie daran zu erinnern, wie sehr sie geliebt wird" oder „Schreiben Sie Ihr einen ehrlichen Brief." All das hätte ich sagen können, aber ich ging davon aus, dass diese Mutter das alles bereits tat, und dennoch war da ein klaffendes Loch. Normalerweise suchen Mütter mich erst auf, wenn sie das Naheliegende schon versucht haben.

Ich weiß, dass Sie, wenn Sie als Eltern zu diesem Buch greifen, das ebenfalls längst getan haben. Das ist mir bewusst. Was der gesunde Menschenverstand uns sagt, funktioniert aber nicht, zumindest nicht auf die Schnelle. Ich gehe davon aus, dass Sie dieses Buch lesen, weil es nicht so einfach ist, und 2 plus 2 leider nicht 4 ergibt.

Ich weiß noch, wie ich mal eine Mutter hinausschickte, um mit ihrer Tochter unter vier Augen zu sprechen. Bevor wir sehr ernsthaft redeten, bereitete ich sie darauf vor, indem ich sagte: „Ich möchte, dass du mir versprichst, dass wir zwei am Ende dieses Gesprächs immer noch Freunde sind." Das war meine beste Möglichkeit, ihr zu vermitteln: „Jetzt wird es unangenehm." Sie war bereit, über das Ritzen zu sprechen, was es mir leicht machte, sehr direkt zu werden.

In den folgenden 45 Minuten erklärte ich ihr, dass ich ihr nicht guten Gewissens sagen könne, dass sie ein Leben hätte, das man einfach wegschneiden müsste. Ich erinnerte sie daran, dass die Mutter, die im Wartezimmer saß, sie über alles liebte, dass sie ein Dach über dem Kopf hatte, Essen auf dem Tisch und eine Schule, die sich größte Mühe gäbe, sie zu unterstützen. In einer privilegierten Gesellschaft erscheint das wenig, aber man sollte es sich bewusst machen.

Ich sagte auch klipp und klar, dass sie keinen Ausweg finden würde, indem sie sich auf ihre Enttäuschung fixierte, ganz gleich, wie tief diese Enttäuschung sie getroffen hatte. Und dann teilten wir uns ein paar Marshmallows! Wir waren noch Freunde. Sie konnte sogar lächeln. Eine liebevoll geäußerte Wahrheit kann bei unserem Gegenüber so viel in Gang bringen.

Wir sprachen auch über die guten Seiten ihrer Enttäuschungen, denn Enttäuschungen sind letztlich Gold wert. Allerdings müssen wir in die dunkelsten Ecken hineinwaten, den Spaten finden und mutig graben. Ich bin davon überzeugt, dass Jugendliche, die ihren härtesten Moment nehmen und in DIESEM Moment etwas finden, wofür sie dankbar sein können, zugleich ein Erfolgsgeheimnis für den Rest ihres Lebens entdecken. Wenn ich Tegan helfen könnte, ihr Gold zu finden, wäre ich unglaublich zufrieden. Das wäre ihre Geschichte. Und das wäre ihre Kraftquelle für das ganze Leben.

Als Eltern wollen wir unserem Kind eine perfekte Welt bieten, aber das können wir nicht. Ob Scheidung, Schulden oder gesundheitliche Probleme – wir alle müssen unsere Kinder in der einen oder anderen Form enttäuschen. Allen Fallstricken des Lebens auszuweichen, ist unmöglich. Allerdings gehe ich auch davon aus, dass genau diese Scheidung, die Schulden oder andere Schwierigkeiten auf die Dauer zur Geheimwaffe für das Glück Ihres Kindes werden können. Nicht das Fehlen aller Herausforderungen, sondern die Lektionen, die damit einhergehen, machen einen jungen Menschen stark. Dankbarkeit für die schwersten Zeiten wird für Ihr Kind auf die Dauer zum Erfolgsrezept für das ganze Leben.

Die Realität des Lebens muss unseren Kindern reichen, um glücklich zu sein, und das tut sie auch. Daran glaube ich inzwischen fest. Wenn ich daran nicht glauben könnte, hätte ich die Hoffnung schon längst aufgegeben. Ich habe Jugendliche und Familien durch extrem schwere Zeiten gehen sehen. Am Ende blickten sie mit einem starken Gefühl für Hoffnung entschlossen nach vorne. Es ist möglich!

Tegan schenkte ich ein Dankbarkeitstagebuch, das ihr helfen sollte, jeden Tag etwas zu finden, wofür sie dankbar sein konnte. Solche Dinge gingen ihr vielleicht ohnehin durch den Kopf, sie konnte sie nur nicht voll anerkennen. Wir mussten ihr Gehirn darauf trainieren, in den kleinen Dingen Positives zu finden, und das bedarf der Übung. Manchmal kam ihr Tagebuch ihr lästig und kindisch vor, manchmal sah sie den Wert darin.

Wir trafen uns wöchentlich, und so fingen wir ernsthaft mit der Goldsuche an. Ich half ihr, die Schaufel zur Hand zu nehmen, und Stück für Stück, Juwel für Juwel, hoben wir den Schatz. Ich wollte ihr helfen, herauszufinden, was ihr Leben so einzigartig, besonders und kostbar machte. Warum wollte sie lieber zu *ihrer* Familie gehören und nicht zu einer anderen?

Manchmal machten wir Fortschritte, dann wieder schienen wir auf der Stelle zu treten. Die schönste Erkenntnis dieser jungen Frau war, dass sie nicht die Tochter einer anderen Mutter sein wollte, sondern nur die ihrer eigenen Mum. Warum? Tegan fand, ihre eigene Mum sei die einzige Mum, die ihr Mut, Kraft und

Liebe vermitteln könnte. Sie war dankbar für diese Mutter und dass sie zu ihr gehörte. Diese Erkenntnis war bahnbrechend und wurde für sie zum Wendepunkt. Selbstfürsorge ist unverzichtbar. Dankbarkeit erfordert Reife, aber sie hilft auf lange Sicht.

In seinem TED-Talk *Thanks! The Benefits of Gratitude* („Danke! Der Nutzen von Dankbarkeit") spricht Robert Emmons über Dankbarkeit und ihren Einfluss auf soziale Beziehungen, denn Dankbarkeit ist eine soziale Emotion, die auch als sozial verstärkende Emotion bezeichnet wird. Sie umfasst die Wahrnehmung, von anderen Unterstützung und Rückhalt zu erfahren, was bei den Beteiligten wiederum verändert, was sie von der Beziehung haben und wie diese aussieht. Ein Mensch, der dankbar ist, kann seinerseits hilfsbereiter, offener, sozialer, großzügiger, mitfühlender, weniger isoliert, weniger einsam, weniger zerstörerisch und insgesamt positiver werden.

Emmons' Erkenntnisse entsprechen meinen Beobachtungen, wie Tegan von Dankbarkeit profitierte. Sie veränderte, wie sie ihre Mutter wahrnahm und wie sie mit ihrer Familie interagierte, sodass sie mehr das Positive sah und merkte, was sie zu Hause beisteuern konnte. In einer Generation, die als anspruchsvoll gilt, müssen wir Dankbarkeit als Schutz vor einer zerstörerischen Grundeinstellung kultivieren, die Jugendliche der Fähigkeit zu berauben versucht, die Liebe zu sehen, von der sie umgeben sind.

Dankbarkeit kultivieren

Ich will Ihnen keine Worte in den Mund legen, mit denen Sie Ihren Sohn oder Ihre Tochter dazu bewegen könnten, sich an die Arbeit zu machen. Eine Eltern-Kind-Beziehung hat ihre Grenzen! Dennoch gibt es Möglichkeiten, in ganz normalen Alltagsgesprächen auch Dankbarkeit zu äußern und sich so daran zu erinnern, dass Sie einander haben. Wenn es einmal schwierig wird, ist es leichter, sich auf den Schmerz zu konzentrieren als auf die Dinge, die noch verfügbar sind und Freude schenken.

Wir sollten auch bewusst auf unsere Wortwahl achten, wenn wir über Fehlschläge, Schmerz und Stress sprechen. Einen Fehlschlag können wir zu Hause würdigen und als Chance betrachten, etwas daraus zu lernen. Schmerz ist ein wichtiger Antrieb, um dazuzulernen. Das Annehmen von Schmerz und Scheitern tut uns menschlich gut. Wenn wir unseren Kindern beibringen, wie man mit Rückschlägen umgeht, leisten wir als Eltern schon sehr viel.

Alltägliche Eisbrecher wie „Erzähl mir mal zwei Dinge, die heute gut gelaufen sind", „Erzähl mir von zwei Leuten, die du bewunderst", „Erzähl mir von drei schönen Dingen in deinem Leben", „Sag mir drei Gründe, warum ich dich liebe" oder „Lass uns über etwas reden, worauf wir beide uns freuen" trainieren das Gehirn darauf, eher das halb volle als das halb leere Glas wahrzunehmen.

Denken Sie daran: Es geht darum, ihnen zu vermitteln, dass sie etwas können, um Möglichkeiten, eine positive Sichtweise zu wählen und dankbar zu sein.

Und falls Sie bereit sind, sich gründlicher mit Dankbarkeit auseinanderzusetzen, empfehle ich folgende Ressourcen – prüfen Sie, was davon auf Deutsch verfügbar ist, oder ob Ihr Kind mit der englischen Version zurechtkommt:

- The Resilience Project (App)
- 30-Tage Dankbarkeit Challenge

Die Macht der Zugehörigkeit

Im Idealfall sollte jedes Kind grundsätzlich Geborgenheit und Zugehörigkeit erfahren. Studien besagen, dass Jugendliche, die mit einem starken Zugehörigkeitsgefühl aufgewachsen sind, weniger zu schädlichen Verhaltensweisens insgesamt tendieren. Zugehörigkeit bietet einen starken Schutz für die Psyche und ist ein starker Anreiz, auf dem richtigen Weg zu bleiben. Wer weiß, wo er hingehört, hat mehr Motivation und ist auch glücklicher.

Viele Familien müssen sich jedoch mit weniger idealen Situationen arrangieren. Scheidungen, Trennungen wegen Konflikten, kulturelle und finanzielle Verpflichtungen oder Todesfälle können junge Menschen ihrer Familie entfremden. In solchen Fällen müssen sich Familien mehr anstrengen, um Jugendlichen, die sich einsam, zurückgestoßen oder vernachlässigt fühlen, Sicherheit zu vermitteln. Alleinerziehende können ein Lied davon singen, wie schwer das ist. Familien aus anderen Herkunftsländern, denen das familiäre Netz fehlt, haben es auch nicht leicht.

Wie wichtig Zugehörigkeit ist, wird erst klar, wenn man ihre Bedeutung und ihren Wert ermisst, denn es geht dabei nicht um ein spezifisches Familiengefüge. Zugehörigkeit ist erreichbar, wie auch immer Ihre Familie aussieht, und es gibt konkrete Maßnahmen, mit denen wir das Gefühl, zu Hause dazuzugehören, stärken können.

Dazugehören bedeutet, als Teil des Teams akzeptiert zu werden. Zugehörigkeit ist ein menschliches Bedürfnis wie das Bedürfnis nach Nahrung, und unerlässlich für das Verarbeiten von Emotionen. Zu einer Familie zu gehören, die uns bedingungslos liebt, ist von unschätzbarem Wert. Darüber hinaus suchen Menschen Gemeinschaft in Form von sozialen Aktivitäten oder Sport, um ihr Bedürfnis nach Zugehörigkeit zu stillen.

Zu einer Gruppe zu gehören, bestätigt uns selbst. Wenn die Gruppe uns akzeptiert, erkennt sie uns an. Diese Rückmeldung bestätigt, dass jemand an unseren Wert glaubt, und ist damit eine mächtige Validierung. So wie wir Wege finden müssen, Jugendlichen zu vermitteln, dass sie *können*, müssen wir ihnen auch vermitteln, dass sie *dazugehören*.

Auszusprechen, dass ein junger Mensch ein wichtiger und geliebter Teil der Familie ist, dass die Familie ohne ihn nicht dieselbe wäre und dass er ernsthaft gebraucht wird, ist einer der Wege, mit denen wir Zugehörigkeit vermitteln können.

Es geht aber auch darum, jungen Menschen ein Gefühl für Eigenständigkeit und Selbsterkenntnis zu vermitteln. Sie brauchen das oben erwähnte Gefühl, ernsthaft gebraucht zu werden.

Insofern haben häusliche Pflichten ihren Sinn, denn es geht darum, dass den Jugendlichen auch ihr Platz im Haushalt zusteht. Natürlich könnten wir alles selbst machen. Das wäre leicht, stärkt aber nicht das Zugehörigkeitsgefühl. Wichtig ist eine Umgebung, in der ihr Beitrag zählt und man sich auch darauf verlässt. Was macht Ihr Kind im Haushalt, ohne das die anderen nicht zurechtkommen? Wird es gebraucht?

Pflichten und Rituale, die den Zusammenhalt stärken und auf die junge Menschen sich einstellen können, werden in unserer Kultur unterschätzt, dabei halten sie Familien zusammen und erzeugen ein Zugehörigkeitsgefühl, das in anderen Lebensbereichen nicht zu finden ist. „Montags ist unser Familienabend“, „Donnerstags gehen wir zum Fußball“, „Samstags wird spät gefrühstückt“ oder das gemeinsame Spielen am Sonntagabend, das alles kann mit Aufgaben und gemeinsamem Kochen verbunden sein. Gibt es etwas, worauf Ihre Familie sich freut? Wann kommen Sie wieder gut gelaunt zusammen?

Abschließende Gedanken

Im Kampf gegen selbstverletzendes Verhalten ist der Einfluss einer positiven Haltung, aber auch von Dankbarkeit, Hoffnung und Zugehörigkeit nicht zu unterschätzen. Je kreativer und unauffälliger wir diese Faktoren in den Alltag integrieren können, desto besser unterstützen wir die psychische Gesundheit von Jugendlichen. Ein sicheres, glückliches Familienleben ist so wichtig, dass ich im nächsten Kapitel noch einmal ausdrücklich darauf eingehe.

Kernaussagen aus diesem Kapitel

- In Übergangszeiten brauchen wir besonders feine Antennen für den Druck, der auf jungen Menschen lastet.
- Resilienz ist die Fähigkeit, sich angesichts von Widrigkeiten, tragischen oder traumatischen Ereignissen, Bedrohungen,

Stress, Spannungen in der Familie oder sonstigen Problemen anpassen zu können. Wir müssen junge Menschen darin bestärken, nach Rückschlägen wieder auf die Füße zu kommen und Durststrecken durchzustehen.

- Als Eltern sollten wir tagtäglich die Resilienz im Blick behalten.
- Stellen Sie sich das Leben von Jugendlichen wie ein ausgedehntes Sporttraining vor (mit vielen Kniebeugen), und Sie sind der Coach.
- Junge Menschen brauchen unsere Hilfe, um den brennenden Schmerz des „Muskelkaters" zu tolerieren, den die Kniebeugen des Lebens auslösen. Wir müssen ihnen helfen, mit schmerzhaften Emotionen fertigzuwerden, die nicht ausbleiben, wenn sie leben, wachsen, scheitern, wieder aufstehen, wieder scheitern und ihren Träumen nachjagen. Sie sollten wissen, was sie machen können, wenn sie auf einen Widerstand treffen.
- Natürlich wollen wir nicht, dass sie sich emotional überfordern, bis sie ausbrennen. Aber wir wollen erreichen, dass sie wissen, wie man mit dem Schmerz umgehen kann und noch fünf Kniebeugen aus sich herausholt, ohne zusammenzubrechen. Das erfordert eine psychische Kraft, die sagt: „Ich kann damit klarkommen."
- Optimismus ist ein Schutzschild, der manchen leichter fällt als anderen.
- Dankbarkeit wohnt eine eigene Macht inne. Und auch im Lieben und Gegenhalten gegen eine ungesunde Einstellung liegt eine eigene Macht.

Kapitel 9
Die ganze Familie im Blick

Sobald der erste Schreck samt Sofortreaktionen überwunden ist, beginnt das Thema Selbstverletzung an den Familien zu zehren. Eltern erzählen mir von schlaflosen Nächten und ausgeprägten Ängsten in den darauffolgenden Wochen und Monaten. Manchmal höre ich, dass sie in oder neben dem Zimmer ihres Kindes geschlafen haben – vor lauter Furcht, dass es sich etwas antun könnte. Andere berichten, dass sie nachts ewig aufbleiben, um im Internet nach Unterstützungsangeboten zu recherchieren. Das alles wirkt sich auf Erziehungsstil und -strategien aus, aber auch auf Geschwister, die Paarbeziehung und sogar die Finanzen.

Die Studie *The Impact of Self-harm by Young People on Parents and Families, parents' secondary reactions to self-harm* („Die Auswirkungen selbstverletzenden Verhaltens junger Menschen auf Eltern und Familien, Sekundärreaktionen von Eltern") nennt bei den Folgen Stress, Angst, Schuldgefühle und mitunter sogar Depressionen. „Am Ende brauchte ich selbst psychologische Unterstützung und Antidepressiva. Ich war derart erschöpft, dass ich nicht mehr schlafen konnte, so viel Angst hatte ich, sie könnte sich wieder verletzen", sagte die dreifache Mutter Debra.

Hinzukommt, dass Eltern mit dem sehr realen Stigma zurechtkommen müssen, das mit selbstverletzendem Verhalten einhergeht. Aus dem dringenden Wunsch heraus, Stillschweigen zu bewahren und nicht auf Unverständnis und Verurteilung zu stoßen, ziehen sie sich häufig von Freunden und Familie zurück, bis hin zur Absage von gemeinsamem Urlaub, Ausflügen an den Strand oder Einladungen. Wenn wir uns jedoch instinktiv genau von den Netzwerken abkoppeln, die uns normalerweise Halt geben, wird es schwieriger, sich um sich und die Familie zu kümmern.

Die folgende Geschichte stammt von einer Mutter, die darin ihre sehr heftigen Erfahrungen mit ihrem Sohn beschreibt. Sie ist so unverblümt wie echt, und jede Mutter, die etwas Vergleichbares erlebt hat, wird das bestätigen können. Bitte achten Sie beim Lesen auf das emotionale Wechselbad, das diese Mutter durchgemacht haben dürfte. Der unbestreitbare Drang, das eigene Fleisch und Blut zu beschützen, ist deutlich zu spüren. Manchmal ist das Eingreifen von Eltern unerlässlich. Wenn es zeitlich möglich ist, müssen Eltern aber auch manchmal loslassen, weil sie sich um sich selbst kümmern und Heranwachsenden ein Gefühl für sich selbst zugestehen müssen.

> Unser ältester Sohn hat sich tief geschnitten, bis Blut floss. Das Bluten war ihm wichtig, um den Schmerz rauszulassen. Er hat auch versucht, sich aufzuhängen, indem er sich die Schulkrawatte um den Hals geschlungen und das andere Ende an der Decke am Ventilator befestigt hat. Er wollte nicht sterben. Er wollte sich selbst wehtun. Die körperlichen Aktionen waren Ausdruck für seinen tiefsitzenden Schmerz.
>
> Damals war er in der siebten Klasse. Er trug weite Hoodies, und es war wirklich deutlich, was mit ihm los war. Wir waren in Queensland, es war Hochsommer, und er war der Einzige, der langärmlig herumlief.
>
> Wir dachten, wenn wir alle scharfen Gegenstände wegschließen, könnten wir ihn beschützen, aber der Drang schien überwältigend stark zu sein. Er musste ihn stillen, notfalls mit einem durchgebrochenen Bleistift. Manchmal habe ich versucht, ihn festzuhalten, besonders wenn ich Angst davor hatte, wozu seine Emotionen ihn treiben können. Zweimal habe ich ihn sogar voll bekleidet unter die Dusche gerungen.
>
> In diesen richtig schlimmen Zeiten war er vernünftigen Worten nicht zugänglich … zu anderen Zeiten konnte ich ihn auffangen, ehe er zu tief in die Schwärze fiel. Dann habe ich ihn ins Auto gepackt und bin mit ihm umhergefahren, oder wir sind draußen eine Runde zusammen

gelaufen. Etwas nebeneinanderher zu tun, ohne dass man sich dabei in die Augen sieht, ist häufig die beste Basis für tiefgehende Gespräche.

Mein Mann war häufig bei der Arbeit, und manchmal musste ich meine Tochter bitten, ihn anzurufen, damit er heimkäme und mir half. Es war einfach zu viel.

Der Hausarzt überwies uns an den Kinderarzt. Einige Kinderärzte später wurde bei ihm das Asperger-Syndrom diagnostiziert, und er erhielt an Antipsychotikum, Risperidon. Da fügte sich alles ineinander und wurde besser. Das Einsetzen der Pubertät machte ihm wirklich zu schaffen. In meiner Familie gab es bisher keine psychischen Erkrankungen, nur mein Bruder hat ADHS, darum war das alles neu für uns.

Manchmal rief ich die Ärzte an, und sie sagten, ich solle ihn in eine Klinik geben, aber das konnte ich einem Zwölfjährigen nicht antun. So fühlt es sich an, all das mit einem psychisch kranken Kind durchzumachen. Für Jugendliche gibt es nicht viele Optionen.

Wir meldeten ihn für die *Australian Football League* (AFL) an, um ihm das Gefühl zu vermitteln dazuzugehören und damit er sich auf gesunde Weise austoben konnte. Er sollte aktiv sein und die Emotionen rauslassen können, die sich in ihm aufbauten. Für einen Boxsack oder einen Fitnessraum hatten wir leider keinen Platz. In dieser Zeit bekamen wir einen Hund geschenkt, Ace. Das war eine Geschichte für sich, mein Mann ist kein Hundemensch, aber Ace wurde der beste Freund unseres Sohnes. Er wusste einfach, wann er sich zu ihm aufs Bett kuscheln und den Kopf auf ihn legen musste, und er war ein Kumpel zum Rausgehen!

Manchmal war das ein echter Eiertanz. Bloß kein falsches Wort! Sein Bedürfnis zu bluten wirkte sich auf die ganze Familie aus, und die jüngeren Mädchen auf ihr Zimmer zu schicken, schützte sie nicht in dem Maße, wie wir es uns erhofft hatten. Das berühmte Zitat aus dem Film „Der Pate" wandelten wir ab: „Halte deine Freunde nahe bei dir, aber deine Familie noch näher."

Die Mädchen mussten nicht alle Einzelheiten erfahren, aber sie bekamen eine Version der Wahrheit, die sie verstehen konnten, um alles einordnen zu können, damit sie sich nichts zusammenreimen und falsche Schlussfolgerungen ziehen würden. Als wir unserer mittleren Tochter das Nötigste erklärten, fing sie an zu weinen, und als ich nach dem Grund fragte, sagte sie, sie hätte gedacht, ihr Bruder hätte Krebs und müsse sterben.

Anfangs haben wir versucht, alles selbst zu regeln. Ich fühlte mich schuldig. Ich dachte, ich hätte versagt. Mein Mann konnte es nicht begreifen. Auch er war tief verletzt. Was hatten wir falsch gemacht? ... Aber es ging gar nicht um uns. Wir begriffen, dass wir Hilfe brauchten, um unseren Sohn am Leben zu erhalten. Wir bekamen psychologische Hilfe, und die Schule war phänomenal! Wir redeten viel darüber, wie man die Emotionen erkennen könnte, die das Bedürfnis zu bluten nährten, und entwickelten andere Optionen bis hin zu einem Codewort, das uns ohne viele Worte vermitteln konnte, wo er sich psychisch bewegte.

Das hat Monate gedauert, und unter Stress fiel er in diese schreckliche Gewohnheit zurück. Die Narben trägt er bis heute. Inzwischen leitet er für einen großen Baumarkt den Einkauf und ist bei uns ausgezogen. Er hat nach wie vor seine Tiefs, aber auch seine Strategien dagegen. In solchen Zeiten kommt er nach Hause und lässt sich von uns helfen.

Beziehungspflege

Der Stress, der damit einhergeht, dass ein junger Mensch eine irgendwie geartete „harte Zeit" durchmacht, kann Beziehungen stark unter Druck setzen. Manche Paare geraten ins Schleudern, wenn ein Kind sich selbst verletzt. Wenn nicht beide Partner bereit sind, sich umeinander zu kümmern, ist es in meinen Augen kaum möglich, eng verbunden zu bleiben. Ehen und Beziehungen sollten Phasen der Selbstverletzung überstehen, aber wenn wir sie vernachlässigen, ist das unwahrscheinlich. Ich schlage Paaren vor, bewusst über die Zukunft und über glücklichere Zeiten zu reden, weil Selbstverletzung sonst leicht zum einzigen Thema wird.

Die Psychologin Collett Smart, die seit über 20 Jahren mit Familien arbeitet, sagt: „Wenn wir gestresst sind, lassen wir dies oft ausgerechnet am Partner oder der Partnerin aus – einfach, weil wir das können. Ich glaube, das sollte man sich unbedingt klarmachen, um die eigene Ehe zu schützen. Setzen Sie sich zusammen, reden Sie darüber und entscheiden Sie bewusst und gemeinsam, sich nach Kräften zu bemühen, einander nicht weh zu tun. Sehen Sie einander als Mitspieler im selben Team, denn Sie wollen beide, dass Ihr Kind Hilfe bekommt oder dass es ihm wieder besser geht."

Smart sagt auch: „Um die Ehe zu erhalten, kommt es darauf an, wie Paare bei der Entscheidungsfindung vorgehen, in diesem Fall besonders in Bezug auf den Umgang mit einem Kind. Es geht nicht darum, ob es unterwegs Stolperfallen geben wird, denn die sind unvermeidlich, sondern um die Fähigkeit des Paares, kooperativ und respektvoll miteinander zu kommunizieren." Ich kann unterstreichen, dass dies entscheidend ist, um in harten Zeiten mit den unausweichlichen Spannungen umzugehen.

Kürzlich telefonierte ich mit einer Mutter, die mir von ihrer Tochter erzählte. Der anhaltende Druck ihres aufmerksamkeitsheischenden Verhaltens, das in Form von körperlicher und digitaler Selbstverletzung, Lügen und Manipulation zutage trat, führte dazu, dass die Mutter sich ausgelaugt und mutlos fühlte. Was mich jedoch in diesem Gespräch beruhigte, war ihre Aussage, dass sie sich darauf freute, darüber bald mit ihrem Mann zu sprechen und erst anschließend mit ihrer Tochter. „Wir treffen alle Entscheidungen gemeinsam", waren ihre Worte.

Sich keine Zeit für die Kommunikation zu nehmen, um Entscheidungen gemeinsam zu treffen, gehört zu den größten Fehlern, die ich bei Paaren beobachte. Immer wieder sehe ich auch, dass ein Elternteil das selbstverletzende Verhalten vor dem anderen geheim hält. Das unterstützt weder die Kommunikation noch eine gemeinsame Erziehungsstrategie. Sich nicht gemeinsam – oder bei Bedarf auch getrennt jeder einzeln – um Hilfe zu bemühen und sich keine Zeit dafür zu nehmen, dem Druck auch mal auszuweichen, waren massive Alarmsignale, dass das Paar keinen guten Weg einschlug.

Auch unterschiedliche Einschätzungen führen zu Spannungen, zum Beispiel wenn ein Elternteil mehr Regeln will, der andere hingegen stärker auf Unterstützung setzt. Mitunter spielen Jugendliche die Eltern dabei auch gegeneinander aus, um sie zu zwingen, sich auf eine Seite zu schlagen. Dabei kommt es vor, dass Eltern das Gefühl haben, dass der andere Elternteil am Verhalten des Kindes die Schuld trägt. All diese Punkte sind es wert, sich dafür Zeit zu nehmen und Lösungen zu entwickeln.

Der finanzielle Aspekt

Oft höre ich, dass auch die finanzielle Belastung schwer wiegt. Je nach Versicherungsstatus laufen Rechnungen für Arztbesuche und Therapien auf, aber auch unbezahlte Freistellungen, um die Kinder zu ihren Terminen zu bringen, sobald die bezahlten Urlaubstage verbraucht sind. Für Familien, die im Homeoffice arbeiten oder einen eigenen Betrieb führen, ist es besonders schwierig, erreichbar zu bleiben und das Geld zu verdienen, das die Familie benötigt.

Als Mentorin für Jugendliche erlebte ich, dass Familien bis zu zwei Stunden Fahrtzeit auf sich nahmen, um unser *Youth Excel Centre* aufzusuchen. Ich merkte, wie ich versuchte, Menschen von Terminen bei mir lieber abzuraten, um ihre Familien durch die weite Anfahrt nicht zusätzlich zu belasten. Vielfach bestanden sie trotzdem darauf, und ich bin dankbar für einige anhaltende, bereichernde Beziehungen zu einigen dieser Familien. Dennoch sollte man sich bewusst machen, dass die Zeit, die Menschen dafür investieren, ihren Kindern Hilfe zukommen zu lassen, einer Familie auch finanziell zusetzt. Offensichtlich ist es bei selbstverletzendem Verhalten nicht leicht, vor Ort passende Hilfsangebote zu finden.

Ich schreibe das so ausdrücklich, um Folgendes zu verdeutlichen: Wir helfen unserer Familie nicht weiter, wenn wir nur die akute Krise betrachten, nicht aber die langfristige Entwicklung. Wir alle haben ein Limit, und unser Bankkonto hat das auch. Es gibt Zeiten, in denen wir den Mut aufbringen müssen, zum Wohl der ganzen Familie auch zu etwas eigentlich Dringendem „Nein" zu sagen. Das sind sehr harte Entscheidungen.

Geschwister im Blick behalten

Wenn ich mit einer Familie zusammensitze und mir ihre Geschichte anhöre, überlege ich oft im Hinterkopf, wie wohl die Geschwister mit selbstverletzendem Verhalten umgehen. Meine Sorge ist, dass Geschwister eine Sekundärtraumatisierung durchmachen oder Vernachlässigung erfahren, die unter dem Radar läuft oder in Anbetracht der Umstände als gerechtfertigt angesehen wird. Manche Eltern reagieren auch übermäßig beschützend gegenüber jüngeren Geschwistern und überwachen sie bis ins Kleinste, damit sie sich bloß nicht ebenfalls selbst verletzen. Das kann ihnen die Luft zum Atmen nehmen.

In diesem Abschnitt bitte ich Sie daher, eine Minute innezuhalten und über jedes Ihrer Kinder einzeln nachzudenken. Geschwister können sich verantwortlich fühlen, sich schämen, es satthaben, gestresst oder wütend sein oder sich unsichtbar vorkommen. Ihre Bedürfnisse geraten leicht ins Hintertreffen. Mir ist klar, dass Eltern zwischen allen Stühlen sitzen, weil so vieles wichtig und dringend erscheint. Aber ich möchte sicherstellen, dass Sie auch die anderen im Blick behalten und ihnen dies zeigen.

Collett Smart sagt hierzu: „Kinder und Teenager zeigen Stress auf ganz unterschiedliche Weise, und man sollte sich klarmachen, dass drei Kinder aus derselben Familie unterschiedliche Stresssignale aussenden können."

Sie weist Eltern auf folgende Anzeichen für Stress hin:

- Rückzug von der Familie, mehr Zeit im eigenen Zimmer verbringen, nicht nach Hause kommen wollen oder weniger Lust als bisher auf Aktivitäten mit der Familie
- „Mauern": so tun, als wäre ihnen alles egal, oder auch Ausflüchte, wenn man fragt, wie es ihnen geht
- Mit Sachen werfen, Wutausbrüche, in Tränen ausbrechen oder Ärger in der Schule
- Internalisieren und zunehmende Albträume, Bettnässen oder vermehrte Angst oder Furcht; manche Kinder wollen nicht mehr aus dem Haus oder in die Schule gehen, aus Angst, Bruder, Schwester oder Eltern allein zu lassen

Abschließende Gedanken

Ich möchte in den Raum stellen, dass Selbstverletzung auch eine Herausforderung sein kann, die eine Familie zusammenschweißt. Sehen Sie darin eine Chance, Ihr Kind auf bedeutsame und prägende Weise zu begleiten. Als Eltern können Sie Jugendlichen deutlich vermitteln, dass Sie stark und zuverlässig sind, indem Sie sich für diese wichtigen Gespräche die nötige Zeit nehmen.

In meinen Augen gibt es keine bessere Methode, starke Emotionen anzuerkennen, als die Geschichten anderer Menschen zu lesen. Deshalb gehe ich das Wagnis ein, dieses Buch mit den wahren Geschichten von Familien zu beenden, die diese Reise hinter sich haben. Alle Geschichten in Kapitel 10 sind real und unverändert, und sie werden besser in Ihnen nachhallen und Ihnen mehr Rückhalt vermitteln als jedes Forschungsergebnis dieser Welt.

Kernaussagen aus diesem Kapitel

- Ehen und Beziehungen sollten Phasen der Selbstverletzung überstehen, aber wenn wir sie vernachlässigen, ist das nicht wahrscheinlich.
- Ich schlage Paaren vor, bewusst über die Zukunft und über glücklichere Zeiten zu reden, weil Selbstverletzung sonst leicht zum einzigen Thema wird.
- Sich keine Zeit für die Kommunikation zu nehmen, um Entscheidungen gemeinsam zu treffen, gehört zu den größten Fehlern, die ich bei Paaren beobachte.
- Wir helfen betroffenen Familien nicht weiter, wenn wir nur die akute Krise betrachten, nicht aber die langfristige Entwicklung. Wir alle haben ein Limit, und unser Bankkonto hat das auch.
- Es gibt Zeiten, in denen wir den Mut aufbringen müssen, zum Wohl der ganzen Familie auch zu etwas eigentlich Dringendem „Nein“ zu sagen. Das sind keine leichten Entscheidungen.
- Geschwister können sich verantwortlich fühlen, sich schämen, es satthaben, gestresst oder wütend sein oder sich unsichtbar vorkommen. Ihre Bedürfnisse geraten leicht ins Hintertreffen.

Kapitel 10
Geschichten, die Hoffnung machen

Als auf den sozialen Medien durchsickerte, dass ich an einem Buch über selbstverletzendes Verhalten arbeitete, kontaktierte mich eine Mutter. Sie hatte zwei betroffene Kinder und damit zweifellos eine berechtigte Meinung zum Thema. Ich hörte die Begeisterung in ihrer Stimme, als sie sagte: „Michelle, ich bin so erleichtert, dass jemand über Selbstverletzung schreibt, denn mit so etwas rechnen Eltern einfach nicht. Ich wusste nicht, an wen ich mich wenden sollte, wen ich um Rat fragen sollte, als ich herausfand, dass mein Sohn und meine Tochter sich selbst verletzten. Es passiert, wir reagieren. Wir reagierten wieder und wieder! Als ich Ihren Post las, war ich unglaublich froh, dass endlich jemand dieses Thema anspricht."

Meiner Beobachtung nach wissen Eltern zunächst nicht, wen sie ansprechen sollen, wenn sie feststellen, was ihr Kind sich antut. Deshalb hoffe ich, dass dieses Buch eine schmerzhafte Lücke im Bücherregal füllen kann. Aber ich weiß auch, dass Familien nicht nur Informationen suchen. Sie suchen auch nach einem Hoffnungsschimmer, einem Strohhalm. Ohne Hoffnung fühlt sich das Herz krank und verloren an, und wir wissen nicht, wie es weitergehen soll. Solange wir hoffen können, kann unser Geist fast alles überwinden, da bin ich mir sicher.

Dieses letzte Kapitel bleibt deshalb Menschen vorbehalten, die selbstverletzendes Verhalten hinter sich haben und deren wahre Geschichten mich beim Lesen tief berührten. Jede und jeden von ihnen kenne ich persönlich, und ich weiß ihren ehrlichen Beitrag zu diesem Werk und für alle, die es lesen werden, aufrichtig zu schätzen. Wenn Ihr Kind momentan damit zu kämpfen hat, hoffe ich, dass Sie daraus die Zuversicht ziehen, dass es morgen schon ganz anders aussehen kann als heute.

Die Geschichte von Eunice

22 Jahre

Wenn ich an die Zeit zurückdenke, als ich psychisch sehr labil war, so hätte ich damals etwas gebraucht, worauf ich mich hätte stützen können, um damit fertigzuwerden. Aber mit 13 Jahren hielt ich selbstverletzendes Verhalten leider für die passende Krücke. Vier Jahre lang hatte ich damit zu kämpfen. Anfangs war es mein letzter Ausweg, aber bald wurde es zur Standardlösung. In der Highschool hatte ich viele Veränderungen zu verkraften, auch bei Freundschaften. Dann kamen Krankheiten in der Familie und der Tod meines Vaters hinzu.

In der achten Klasse hörte ich in der Schule und von Freundinnen zum ersten Mal von Selbstverletzungen. Ich weiß noch, wie ich dachte: Wenn andere das für hilfreich halten, wäre das doch bestimmt auch etwas für mich. Nach einem Jahr stieg meine Schmerztoleranz an. Ich musste mehr fühlen, um mich von dem abzulenken, was die Depressionen und die Angst mit mir machten. Was die Selbstverletzungen angeht, so habe ich mich für das, was ich mir antat, unglaublich geschämt. Trotzdem wollte ich, dass die Menschen, denen ich wichtig war, es sahen oder mich fragten, ob ich okay wäre.

Als meine arme Mutter es herausfand, war sie anfangs verwirrt, erbost und aufgebracht. Ich weiß, dass sie in den ersten Tagen weinte und mich fragte, wieso ich mir das antäte. Nach einem Monat war ich endlich bereit, mich beraten zu lassen, obwohl ich dachte, das bräuchte ich nicht, mir könnte sowieso keiner helfen. Sie verstanden es nicht. Und ehrlich gesagt, verstand es zunächst kaum jemand. Immer wieder hatte ich mit Beratern und Lehrern zu tun, die mir helfen wollten, aber wenn sie es versuchten, tat mir das noch mehr weh. Sie stellten jede Menge Fragen wie: „Warum ruinierst du deinen Körper?“, „Warum fügst du dir wegen solcher Kleinigkeiten Schmerzen zu?“, „Du hältst das bestimmt für cool“, oder „Ich verstehe euch Kinder von heute einfach nicht.“ All diese Aussagen und Fragen führten dazu, dass es mir noch schlechter ging. Ich fühlte mich wertlos, nicht normal.

Aber schließlich fand ich einen Menschen, der nicht mit Fragen in mir herumstocherte. Als ich Michelle kennenlernte, fragte sie, wer ich sei, was ich mochte, nach meinen Hobbys. Die ganze Stunde redeten wir über alles Mögliche, nur nicht über meine Probleme. Das war für mich ein Riesenunterschied. Sie nahm sich auch Zeit für meine Mum. Viele andere Beraterinnen haben meiner Mutter die Schuld gegeben, sie geradezu verhört. Ich wusste davon, und das tat mir richtig weh, weil es nicht ihre Schuld war. Sie machte sich sowieso schon Vorwürfe. Ich kann nur dick und fett unterstreichen, wie sehr mir meine Mutter und Michelle in dieser Hinsicht geholfen haben, mit ihrer Liebe, ihrer beständigen Unterstützung und weil sie nicht urteilten.

Ich habe einen langen Weg hinter mir, mit vielen Höhen und Tiefen. Ich möchte anderen sagen, dass die Fahrt zeitweise holprig war. Ein paar Mal wurde ich rückfällig, aber das bedeutete nicht, dass es mir wieder schlechter ging. Mit der Zeit wurden die Selbstverletzungen seltener, und dann war es vorbei. Ich lernte endlich, negative Bewältigungsstrategien durch positive zu ersetzen. Auch positive Menschen haben mir geholfen.

Heute kann ich von Glück sagen, dass Selbstverletzung für mich Vergangenheit ist und dass ich ständig an einer gesünderen, positiven Grundeinstellung arbeite. Ich bin jetzt 22 und dankbar, dass ich in diesen harten Jahren Erwachsene hatte, die zu mir hielten.

Die Geschichte von Courtney

20 Jahre

Als ich in der siebten Klasse war, ließen meine Eltern sich scheiden. Das hatte ich zwar kommen sehen, aber für mich war es so furchtbar, dass es jahrelange Depressionen, Selbstverletzungen und Essstörungen auslöste. Ich musste nicht nur mit der zerbrochenen Familie zurechtkommen, sondern auch mit Freundschaftsdramen und meinen Selbstzweifeln, und ich hasste die Schule.

Es bauten sich so viel Schmerz und Selbsthass in mir auf, dass ich nur noch den einen Ausweg sah, es an meinem Körper auszulassen. Erst waren es nur ein paar Kratzer, aber dann wurde es zur Sucht, und die Schnitte gingen sehr tief. Ehe ich mich versah, schnitt ich mich jeden Tag, weil es mir bei all dem Chaos in meinem Kopf wenigstens ein paar Minuten Erleichterung verschaffte. Meine Arme und Beine waren von Schnitten und Narben übersät, und ich trug mitten im Sommer lange Ärmel, um das zu verstecken. Zum Glück merkten meine Eltern ziemlich schnell, was los war, und schickten mich zu einer Psychologin, die bei mir mit 14 eine schwere Depression und Angst diagnostizierte.

Ich ging regelmäßig zu ihr, um meine Familie zu beruhigen, aber Probleme hatte ich weiterhin. Freundschaften zerbrachen, durch die Essstörung magerte ich besorgniserregend ab, und ich ging davon aus, meinen 16. Geburtstag nicht mehr zu erleben. Nach ein paar Versuchen mit Überdosis und sehr tiefen Schnitten, die meine Mum entdeckte, war sie krank vor Sorge und schleppte mich gegen meinen Willen in die Klinik. Ich wurde nicht eingewiesen, weil ich die Ärzte überzeugen konnte, dass es mir gut ginge, aber tatsächlich war das der Weckruf, dass ich ernsthaft Hilfe brauchte.

Mit 18 dachte ich schließlich, ich hätte meine Depression überwunden, denn ich feierte ein Jahr ohne Selbstverletzung, aber nur ein Jahr später schlich sich die Depression wieder an, und Ende 2017 landete ich nach einem neuerlichen Suizidversuch mit Blaulicht im Krankenhaus. Und dort in meinem Krankenzimmer, mit knapp 20, wurde mir klar, dass dies nicht mehr die Antwort sein konnte. Ich schämte mich, dass ich zugelassen hatte, wieder an diesen Punkt zu kommen, und gelobte mir selbst, nie wieder so hart aufzuschlagen. Dank der Unterstützung von Freunden, der Familie und Fachkräften erholte ich mich ziemlich schnell und kann nun ehrlich sagen, dass ich mich wie ein neuer Mensch fühle und eine neue Lebenseinstellung habe.

Dieser Kampf hat lange, harte Jahre gedauert, aber jetzt kann ich endlich sagen, ich bin auf dem Weg der Genesung, und ich gehe nicht davon aus, dass ich noch einmal umkehre. Heute weiß ich, dass ich meine Probleme nicht an meinem Körper hätte abreagieren sollen, und dass der Schmerz, in den ich mich flüchtete, keinem Zweck mehr dient. Wenn ich meine Narben sehe, schäme ich mich nicht dafür und halte es nicht für nötig, sie zu verstecken. Aber sie sind etwas, womit ich für den Rest meines Lebens leben muss. An manchen Tagen kann ich kaum glauben, dass ich noch da bin, nach allem, was ich durchgemacht habe. Aber ich erinnere mich jeden Tag daran, dass ich der lebende Beweis für Stärke und Resilienz bin und dass meine Vergangenheit mich zu dem Menschen gemacht hat, der ich heute bin.

Die Geschichte von Rachael

Mutter und Studienberaterin, arbeitet seit zehn Jahren an dem Phänomen Selbstverletzung

Meine Selbstverletzungen begannen ungefähr im Alter von 14 Jahren und beinhalteten verschiedene Methoden von Essstörungen (restriktives Essverhalten, Binge-Eating

[Essattacken] und Purging *[der Versuch, eine Essattacke durch Gegenmaßnahmen schnell auszugleichen]*) bis hin zu Ritzen und vor allem, mir selbst Verbrennungen zuzufügen.

Ich bin in einer sehr liebevollen, fürsorglichen Familie groß geworden. Meine Eltern haben mich sehr geliebt. Dennoch konnten wir Emotionen nicht gut zeigen, vor allem die schwierigen.

Erst in meiner frühen Teenagerzeit kam ein Teil des durch jahrelangen sexuellen Missbrauch in der Kindheit verursachten Traumas in mir hoch. Ich hatte Albträume, erlebte Flashbacks und durchlief ein Wechselbad an Emotionen, mit denen ich nicht umgehen konnte und für die mir auch die Worte fehlten. Da schlich sich das selbstverletzende Verhalten ein – es half mir, ein wenig von der Scham und der Dunkelheit zu validieren, die ich in mir wahrnahm. Es benannte Dinge: Erinnerungen und Schmerzen, über die ich noch nicht sprechen konnte. Ich war ein Mädchen, das nach Hilfe und Aufmerksamkeit schrie, während es das Gefühl hatte, das seine ganze Welt auseinanderfiel und niemand es wirklich verstand.

Selbstverletzendes Verhalten war etwas, auf das ich über Jahre immer wieder zurückgriff; wenn alles zu viel wurde, wenn mir die Worte fehlten, wenn mich alles überwältigte, dann kam die Versuchung wieder hoch, der Wunsch, mir selbst weh zu tun. Bis heute merke ich, dass meine Gedanken, wenn es so richtig hart auf hart kommt, in diese Richtung wandern können. Aber das ist auch alles heutzutage: ein Gedanke.

Weil ich jetzt weiß, dass der Zweck, dem Selbstverletzung einst diente, für den es damals war, nicht mehr existiert. Heute weiß ich, dass mein Körper es nicht verdient hat, ihm Schmerz zuzufügen, und dass Selbstverletzung keine Lösung ist, nur ein vorübergehendes Pflaster, das neue, dauerhafte Probleme erzeugt. Ich weiß jetzt, dass es viele andere, gesündere Alternativen gibt, die mir Trost und Erleichterung verschaffen können, ohne dass ich meinem Körper, meiner Psyche oder denen, die ich liebe und die hilflos zusehen müssen, weh tue. Mein Teenager-Ich konnte das nicht begreifen, aber mein Erwachsenen-Ich weiß, dass Selbstverletzung nicht die Antwort ist und niemals sein kann, auch wenn ich nach wie vor keine Worte finde, um eine zerbrochene Vergangenheit zu beschreiben. Es ist nicht das, was ich brauche.

Mein Körper trägt viele Narben, äußerliche und emotionale. Und sie alle erzählen eine Geschichte. Aber jetzt ist es eine Geschichte, die Hoffnung macht. Dass es einmal eine Zeit gab, in der auch ich dachte, dass die Zukunft nicht mehr wirklich etwas für mich bereithielte. Dass jeder Tag mühsam war, ein Kampf. Heute habe ich die Ehre und das Privileg, jeden Tag mit Jugendlichen zusammenzusitzen und ihnen Mut zu machen, dass es IMMER Hoffnung auf die Zukunft gibt, ganz gleich, was hinter ihnen liegt. Und dass Heilung und Freiheit nicht das Ziel sind, sondern eine lebenslange Reise mit immer neuen Entdeckungen. Es wird Gipfelerfahrungen geben und Erfahrungen aus tiefen Tälern und von allen möglichen Orten dazwischen – aber im Rückblick kannst du stolz von dir sagen: „Wow, sieh mal an, wie weit ich gekommen bin, sieh mal an, was ich gelernt habe, und sieh mal an, wem ich schon helfen und Mut zum eigenen Weg machen konnte. Vielleicht bin ich noch nicht da, wo ich sein möchte – aber ich gehe meinen Weg, und dabei lerne ich jeden Augenblick bereitwillig dazu!"

Die Geschichte von Jacob

21 Jahre

Mit zwölf fing ich an, die Schule zu hassen. Das Pensum stresste mich bis hin zu ausgewachsener Panik. Gelegentlich wurde ich auch gemobbt. Mit 13 Jahren schwänzte ich vor lauter Angst bis zu 60 Prozent der Stunden, weil ich entweder die Hausaufgaben nicht gemacht hatte oder Probleme mit meinen Freunden hatte. Mit 14 bekam ich die Diagnose Angst und Depressionen. Schon ganz gewöhnliche Alltagsdinge fielen mir schwer, vom Aufstehen bis zum Anziehen für die Schule. Mit 15 wollte ich mir das Leben nehmen und begann mit geradezu religiösem Eifer, mich zu verletzen. Das dürfte wohl der Tiefpunkt meines Lebens gewesen sein, der mich im Verlauf von drei Jahren drei Monate in die Klinik führte.

Diese Monate würde ich um nichts in der Welt missen wollen. Während meines Aufenthalts auf der Station lernte ich so viel, zum Beispiel, was ich mit meinem Leben anstellen wollte und wie ich an schlechten Tagen sicher bleiben kann, und ich begegnete ein paar der stärksten, tolerantesten und verständnisvollsten Menschen auf der Welt. Nach meinem letzten Aufenthalt im März 2016 musste ich nicht mehr in die Psychiatrie und konnte mein Leben langsam, aber sicher wieder zusammenfügen und schaffte ein Jahr ohne Selbstverletzung. Ungefähr ein Jahr lang wurde ich an einer psychiatrischen Klinik behandelt, dann kam ich in meine psychologische und psychiatrische Praxis zurück und arbeitete weiter an meinem Notfallplan und der Suche nach der besten Chance, gesund zu werden. Dafür waren viele schwierige Anrufe erforderlich, ich musste viele Gewohnheiten und soziale Bindungen beenden.

Ein paar Mal hatte ich einen Rückfall, und einmal kam ich mit einer Überdosis in die Notaufnahme. Im Rückblick sehe ich auch das lediglich als Rückfall. Es hat mich nicht auf den Punkt von vor fünf Jahren zurückgeworfen. Es hat in mir nur den Wunsch geweckt, noch stärker gegen diese Dämonen anzukämpfen. Das war 2017. Fast ein Jahr später bin ich jetzt seit einem Jahr clean. Es mag merkwürdig sein, darüber Buch zu führen, ich weiß, dass es grässlich wäre, wenn dieser Lauf durchbrochen würde, aber es ist eine meiner stärksten Motivationen, und ich habe mein Unterstützernetzwerk, das mir wieder auf die Spur hilft, wenn so etwas jemals vorkäme.

Vor ein paar Monaten wurde mein Notfallplan auf die Probe gestellt, und das war bestimmt eine der härtesten Prüfungen, die ich je erlebt habe. Ich habe mich an den Plan gehalten, und damit blieb ich sicher. Dass ich keinen Rückfall erlitten habe, lag bestimmt daran, dass ich mit Leuten reden konnte, denen ich wirklich vertraue.

Meine Geschichte ist sehr individuell, wie bei jeder psychischen Erkrankung. Ich habe mich entschieden, meine Erfahrungen zu nutzen, um Teenies zu helfen, die ähnliche Probleme durchmachen wie ich damals, so wie mein Psychologe es mit mir gemacht hat. Wir haben immer gern über Bücher geredet, und dabei sind wir immer wieder auf ein spezielles Thema aus einem bestimmten Buch zurückgekommen, das Labyrinth. Jeder Mensch wandert irgendwann im Leben durch sein eigenes Labyrinth. Ich blicke auf mein Labyrinth zurück und betrachte es als Lernerfahrung, und die kann ich nutzen, um Leuten zu helfen, die dabei sind, ihr Labyrinth zu betreten.

Ich habe zwar noch einen langen Weg vor mir, aber ich werde darum kämpfen, ihn zu erleben, und will anderen helfen, um ihren Weg zu kämpfen. Wenn ich Leuten helfen konnte – sie von Selbstverletzung oder gar Suizid abhalten oder einfach insgesamt helfen –, empfand ich ein Gefühl der Erleichterung. Erleichterung, dass sie zumindest ein bisschen länger okay waren und dass sie wussten, dass jemand sie gernhatte und sich um sie sorgte. Ich bin erst 20 Jahre alt, also habe ich noch eine Menge Leben übrig, um zu leben und zu geben.

Die Geschichte von Jen

40 Jahre

Ich bin 40, und ich lebe mit den Narben meiner aufreibenden Jugendjahre. Als Teenie und junge Erwachsene hatte ich heftige Emotionen und wusste nicht, woher sie kamen und wie ich damit umgehen sollte. Ich probierte viele destruktive Verhaltensweisen aus, um meine Emotionen zu negieren und zu betäuben, denn sie waren so intensiv, dass ich es nicht verarbeiten konnte – so kam es mir jedenfalls vor. Gleichzeitig war ich so zerrissen, dass ich das Gefühl hatte, wenn ich etwas davon anspräche, würde ich nur falsch verstanden werden und mich noch ausgestoßener fühlen. Eine meiner Bewältigungsstrategien war Selbstverletzung. Ich weiß nicht mehr, wie das anfing, und vielleicht war es ein erlerntes Verhalten, das ich mir von Gleichaltrigen abguckte, mit denen ich damals in der Klinik war, aber ich merkte, dass es half – zumindest glaubte ich das zu der Zeit.

Erst schlug ich gegen die Wand oder schlug mir die Arme an, dann kamen ein paar oberflächliche Kratzer hinzu, aber wie bei jeder Sucht nahmen das Bedürfnis und der Wunsch nach Erleichterung mit der Zeit zu, sodass ich mich öfter selbst verletzte und mir meistens so tiefe Schnitte zufügte, dass sie genäht werden mussten, mitunter sogar mit innerlichen Nähten. Meine Verzweiflung und mein destruktives Verhalten waren so massiv, dass ich zweimal eine Bluttransfusion brauchte, weil ich so viel Blut verloren hatte.

Mein Umfeld dachte, ich wolle nur Aufmerksamkeit. Aber das stimmte nicht. Oft versteckte ich, was ich getan hatte, wodurch viele Schnitte unbehandelt blieben, weil ich nicht wollte, dass man mir das Einzige wegnahm, was ich in meinen Augen hatte, um mit dem fertigzuwerden, was mich so furchtbar quälte. Es ging bei den Selbstverletzungen nie um Aufmerksamkeit. Sie waren ein Hilfeschrei und ein Versuch denen, die Augen hatten zu sehen, Ohren zu hören und ein offenes Herz, zu zeigen, wie sehr ich litt. Und weil ich mir so wertlos vorkam, so unwürdig, mein Leben zu leben und Erfahrungen zu machen, die Erfolg und Glück vermittelten, diente die Selbstverletzung auch der Selbstsabotage. Mit knapp 20 trat ich eine Friseurlehre an. Ich machte meine Arbeit gut und genoss vorübergehend mein Leben. Aber weil ich eigentlich nicht daran glaubte, dass ich das verdient hätte, ging das Ritzen wieder los, und mein Ziel bestand darin, meine Nerven oder Sehnen so zu verletzen, dass mir auf diesem Gebiet der Erfolg versagt bliebe. Zum Glück kam es nicht so weit.

Viele sagten, wenn ich älter wäre, würde ich die vielen Narben auf meinem Körper betrachten und es bereuen. Damals war mir das egal. Ich wollte nicht einmal meinen nächsten Geburtstag erleben, geschweige denn 40 werden, was hatten die paar Narben also schon zu bedeuten? Und jetzt bin ich 40! Ich bin nicht stolz auf meine Narben, aber ich schäme mich auch nicht dafür. Ich werde oft danach gefragt, rede aber ungern darüber. Meine Narben sind etwas zutiefst Privates. Damals verstand ich es nicht und wusste nicht, warum ich etwas derart Zerstörerisches tat, doch während meiner Genesung lernte ich, dass es eine ausgeklügelte Methode war, mich vor der Auseinandersetzung mit extremem Trauma und Missbrauch zu schützen. Meine Narben erinnern mich unablässig – nicht an jene schrecklichen Jahre meines Lebens, sondern an Gottes Liebe und Gnade. Sie erinnern mich daran, wovor Er mich gerettet hat, an den Sinn meines Lebens und die Schönheit, die Er in meinem Leben sah. Wenn starke, überwältigende Emotionen in mir aufkommen, merke ich, dass ich mir spontan weh tun will, um diese Emotionen zu betäuben, aber ich tue es nicht. Ich kann mich mit der Emotion hinsetzen, sie als das wahrnehmen, was sie ist, und sie auf gesunde Weise verarbeiten.

Die Geschichte von Shelley

Mutter von zwei Mädchen im Teenageralter

Dass unsere ältere Tochter sich selbst verletzte, merkten wir, als sie zwölf war. Sie nahm einen heißen Lockenstab und hielt ihn an ihren linken Unterarm. Viermal! Ich weiß noch, wie wütend ich auf sie war. Ich konnte einfach nicht begreifen, wieso sie etwas derart Dämliches tat, das sie buchstäblich für ihr ganzes Leben zeichnen würde.

Trotz meines Ärgers hatte ich Angst, sie zu fragen, ob die Brandblasen weh täten, aber dann glaubte ich ihr nicht, als sie „Nein“, sagte. Man könnte meinen, dass diese Erlebnisse mich darauf vorbereitet hätten, was meine jüngere Tochter dann tat. Aber wie zuvor sah ich keine Warnsignale bis auf normales Teenagerverhalten. Sie war launisch, konnte sich von jetzt auf gleich in einen Wutausbruch hineinsteigern und dann wieder still werden und sich in ihrem Zimmer einschließen. Ich habe mir wirklich nichts dabei gedacht, bis wir bei einem solchen Vorfall und aufgrund verschiedener Ereignisse danach ihr Tagebuch entdeckten und feststellten, dass sie sich nicht nur am Arm ritzte, sondern auch Suizidgedanken hatte … und sich ganz konkret erhängen wollte.

Da wurde ich wieder wütend. Ich war aber auch sauer und irritiert, dass sie ihre ältere Schwester nachmachte. Mein Mann dagegen hatte grässliche Schuldgefühle und schämte sich sehr, dass wir als Eltern versagt hatten. Vielleicht war es eine Bewältigungsstrategie, aber ich fühlte mich nicht so. Stattdessen sagte ich mir immer wieder, wir täten unser Bestes für unsere Tochter, so wie wir sie sahen. Wenn wir gewusst hätten, dass sie sich umbringen wollte, hätten wir bestimmt manches anders gemacht.

Im Nachhinein weiß man es immer besser. Dass mein Mann und ich das überstanden und dennoch einen

Hoffnungsschimmer sehen, lag nur daran, dass wir uns an unseren Glauben geklammert haben. Ich ließ unsere Freunde für uns beten und musste daran glauben, dass unsere Familie aus diesen finsteren, belastenden Zeiten etwas lernen würde. Für mich steht fest, dass ich damals alle Kontrolle aufgeben, an Gott glauben und darauf vertrauen musste, dass die Liebe alles besiegt.

Die Geschichte von Brianna

20 Jahre

Als ich 14 war, verletzte ich mich selbst. Zu Hause war eine Menge los. Mein Vater war gerade in die Armee eingetreten und versetzt worden. Ich bekam Fernunterricht, dann brach sich mein Onkel das Bein, und seine komplette Familie zog bei uns ein. Wir hatten sieben weitere Kinder im Haus, und überall lagen Matratzen herum. Ich sprang ein, um meiner Mutter zu helfen, wusste aber nicht, wie ich das verarbeiten sollte. Äußerlich schien ich alles zu bewältigen, aber unter der Oberfläche kam ich nicht klar.

Als ich 14 war, bekam ich einen Instagram-Account, sogar noch bevor ich auf Facebook sein durfte. Bei uns gab es jede Menge Regeln für Facebook, wir mussten fragen und so. Aber von Instagram hatten meine Eltern noch nicht einmal gehört, also dachte ich nicht daran, sie zu fragen. Meine Mum hielt es für eine App, um Fotos zu editieren.

Ich weiß noch, wie ich einem Hashtag zu Angst und Depression nachging und irgendwie auf diesen Selbstverletzungsaccount stieß. Dem bin ich gefolgt und dann noch etlichen anderen. Damals dachte ich, ich hätte eine Community entdeckt, mit der ich mich identifizieren könnte. Sie verstanden, was ich durchmachte, deshalb fühlte ich mich dort normal. Ich wollte meiner Mutter wirklich nicht noch mehr zur Last fallen, deshalb tat ich, was ich konnte, um selbst klarzukommen.

Die Instagram-Accounts, denen ich folgte, lehrten mich, wie Selbstverletzung funktioniert. Wenn ich etwas kommentierte, kamen Likes und „ich auch" und damit die Bestätigung meiner Aussagen. So hatte ich das Gefühl, ich käme gut zurecht. Ich bin ihnen ewig gefolgt.

Nach einem Jahr merkte ich, dass das, was ich tat, nicht sonderlich gesund war. Da war dieser eine Account, dem ich schon von Anfang an gefolgt war. Das Mädchen war ungefähr 17 Jahre alt. Sie postete jeden Tag über ihre Selbstverletzungen.

Sie wollte etwa zur gleichen Zeit wie ich, dass es ihr besser ging. Dann merkte ich, dass sie ihre Rückfälle postete. Erst sagte sie, sie habe einen guten Tag. Die nächsten paar Tage kam dann – Rückfall, Rückfall, Rückfall ... Bei jedem Rückfall von ihr dachte ich auch selbst daran, rückfällig zu werden.

Dann änderte sie von einem Tag auf den anderen den Namen ihres Accounts. Statt „xx cutter" (auf Deutsch in etwa „xx-Ritzer"; Anm. d. Verlags) wurde es ein positiver Account über Selbstfürsorge. Sie postete jeden Tag etwas darüber, sich selbst zu lieben, Therapie zu machen, und über die Strategien, die ihr halfen. Kein Wort mehr über einen Rückfall. Das war ein Weckruf für mich. Ich beschloss, alle Accounts durchzugehen, denen ich folgte, und sie alle zu entfernen.

Dadurch ging ich nicht mehr so oft auf die Selbstverletzungsaccounts. Jetzt musste ich sie aktiv eingeben, und bis ich sie fand, dachte ich schon: „Was für ein Blödsinn, was tust du denn?" Das Internet hatte eine positive und negative Wirkung auf mich, als ich ein Teenager war. Ich glaube, für Kinder ist es wirklich gefährlich, aber ich sehe auch, dass es eine gute Sache sein kann, wenn sie nach positiven Vorbildern suchen.

Die Geschichte von Andrew

30 Jahre

Die Neigung zu Selbstkritik und Selbsthass hat sich schon während meiner Kindheit in mir herausgebildet. Die Wortwahl meiner Eltern hatte viel damit zu tun, wie ich mich selbst und meine Möglichkeiten, mit den Herausforderungen des Lebens umzugehen, einstufte. Ich weiß noch, wie mich meine Mutter bei einem Grundschulprojekt über Dinosaurier als „dumm" bezeichnete. Das sagte sie oft. Damals war ich neun. Solche Augenblicke hatten eine starke Wirkung auf mich.

Meine Eltern hatten ihr eigenes Päckchen zu tragen, so wie alle Eltern. Wir sind ziemlich ärmlich aufgewachsen. Beide waren sehr emotional. Eins kam zum anderen, und es wurde zu Hause viel herumgeschrien und gestritten. Wenn ich etwas „falsch" machte, waren die Reaktionen aggressiv.

Zu Beginn meiner Teenagerzeit kam es mir so vor, als liefe in meinem Leben alles Mögliche schief. Ständig musste ich neue Freunde finden, weil wir so viel umzogen. Ich versuchte immer wieder, Kontakte zu knüpfen, aber das war schwer. Zeitweise waren meine Freunde richtig fies. Als sensibler Charakter fühlte ich mich durch stärkere Persönlichkeiten anderer Leute schnell verletzt.

In der High School fing ich an zu rauchen und zu trinken, um dazuzugehören. Meine Eltern wussten nichts davon. Sie gingen zur Arbeit, während ich zu Hause vor die Hunde ging. Ich hatte keine Ahnung, wann ich aufhören und wie ich auf mich aufpassen sollte. In den späteren Teenagerjahren fing ich an, mit Drogen herumzuexperimentieren. Am Ende erzählte ich es meinen Eltern, weil ich ein reines Gewissen haben wollte.

Ich bin im Busch aufgewachsen, wo es ganz normal war, ein Gewehr zu haben. Mein Vater hatte eins, schon von

Kindheit an. Als Jugendlicher habe ich dieses Gewehr oft geladen, auf seinem Bett gesessen und in den Lauf gestarrt. Das hielt ich absolut geheim, meine Eltern wussten nichts davon. Ich war mit dem Gewehr und meinen Gedanken allein. Viele Male stand ich kurz davor, den Abzug zu betätigen. Manchmal nahm ich auch ein Messer und träumte davon, es mir in die Brust zu stoßen.

Mit zwölf wurde ich in einem Schwimmbad von einem Typen sexuell genötigt. Es war ein Wildfremder, aber ich musste zur Polizei und eine Aussage machen. Für mich war das in dem Alter eine große Sache. Ich hatte dann regelmäßig Albträume, bei denen er durch mein Fenster stieg. In der neunten Klasse erwähnte ich das gegenüber einem Klassenkameraden, der es in der ganzen Klasse herumposaunte. Ich wurde deswegen gehänselt, aber der Lehrer unternahm nichts dagegen. Mir kam es so vor, als würde meine ganze Welt zusammenstürzen.

Meine Eltern bekamen gar nicht mit, wie es mir ging. Sie verstanden mich nicht, und ich konnte mich ihnen gegenüber nicht äußern. Während der Highschoolzeit nahm ich eine Überdosis Paracetamol. Ich zerbrach 24 Tabletten und verarbeitete sie zu einer Paste. Ich machte das am Küchentisch, während mein Vater nebenan fernsah. Er hatte selbst viel Stress, deshalb hat er sich damals wenig für mich interessiert. Ich kam zwar nicht ins Krankenhaus oder zu einem Arzt, aber mir wurde unglaublich schlecht!

Ich habe nie darüber gesprochen, was ich dachte oder fühlte, weder zu Hause noch in der Schule. Es hat aber auch nie jemand ernsthaft nachgefragt. Ich schrieb Gedichte (düstere Gedichte), die nie jemand fand. Die Depression war für mich wie ein tiefes Loch, aus dem ich nicht herauskam.

Ich wünschte, alle Eltern könnten immer wieder nachdenken, wachsen und lernen. Meine Eltern hatten beide väterliche Gewalt erlebt. Ich bin sicher, dass sie glaubten, sie täten ihr Bestes. Das zeigt mir, wie leicht Kinder vertuschen können, was sie vorhaben, und wie aufmerksam Eltern sein müssen, um mit ihnen in Kontakt zu bleiben.

Erst später, im Rückblick, kann man feststellen, dass das eigene Verhalten selbstschädigend war. Erst im Nachhinein kann ich die Signale und Muster sehen, die mich in die Falle führten. Damals schadete ich mir selbst, um mich gut zu fühlen. Es machte mich glücklich, mir weh zu tun. Es fällt mir nicht leicht, das zu sagen, aber es ist die Wahrheit.

Der Umzug in die Stadt hat mir geholfen. Wir hatten mehr Leute um uns herum und konnten eine Gemeinschaft aufbauen, die meine Familie echt unterstützte. Die Freunde, die ich in der Stadt fand, waren positiver eingestellt. Ich konnte Verantwortung für meine Zukunft übernehmen. Rauchen und Alkohol verschwanden aus meinem Leben. Für meine Gesundheit und meine psychische Stärke machte das viel aus. Ich habe eine Frau geheiratet, die mir enorm geholfen hat. Ich würde sagen, sie ist der Grund, dass ich heute so stark bin.

Ich wünsche mir, dass alle Eltern erkennen, dass ihre Kinder den Kontakt zu ihnen suchen und brauchen. Sie brauchen Eltern, die ihre Elternrolle ernst nehmen und die Weisheit und das Wissen haben, auf sie zuzugehen und Brücken zu bauen.

Sie wollen nicht das Gefühl haben, dass ihre Eltern von ihnen enttäuscht sind (oder zu beschäftigt oder zu viele Sorgen haben, um der Wahrheit ins Gesicht zu sehen). Enttäuschung verstärkt negative Gedankengänge und hält den Teufelskreis der Depression in Gang. In meinen schlimmsten Momenten fühlte ich mich ungeliebt. Ich fühlte mich schuldig und enttäuscht, und dann wollte ich mir noch mehr antun.

Wenn Sie ein Kind haben, das sich selbst verletzt, ist es ganz egal, wie oft Sie sich bemühen, es zu erreichen. Versuchen Sie es einfach weiterhin. Denn letztendlich werden

Sie ihm entweder helfen, aus dem Nebel herauszukommen, in dem es sich bewegt, oder Sie überlassen es dem Kind, irgendwie selbst einen Weg zu finden.

Mit Hoffnung in die Zukunft blicken

Wenn Sie sich als Vater oder Mutter um ein Kind kümmern, das sich selbst verletzt, möchte ich Ihnen zu guter Letzt diese Worte ans Herz legen. Niemand rechnet damit, dass das eigene Kind sich selbst verletzen könnte. Der unerwartete Weg, den Sie einschlagen mussten, kann Ihnen überfordernd erscheinen, lang und schwer. Manch einer fühlt sich isoliert und einsam auf diesem Weg, den andere kaum nachvollziehen können.

Aber ganz gleich, wie müde und ausgelaugt Sie gerade sind, bitte ich Sie, fest daran zu glauben, dass es morgen besser sein kann. An dieser Hoffnung sollten Sie festhalten, mit jeder Faser, mit aller Kraft. Lassen Sie sich diese Hoffnung von niemandem nehmen, auch nicht von Ihrem Kind, das gerade gar nicht in der Lage ist, das Licht am Ende seines dunklen Tunnels zu sehen. Wenn ein Kind keine helle Zukunft sehen kann, übernimmt die Liebe seiner Eltern diesen Weitblick.

Danksagung

Ein Buch wie dieses ist ohne ein Team, das seine Botschaft unterstützt, undenkbar. Zuallererst möchte ich meinem Team bei *Big Sky Publishing* danken, dass sie sich so begeistert hinter diese Idee gestellt haben. Euer ehrlicher Wunsch, Familien zu helfen, war ungeheuer wichtig für mich. Für euer ernsthaftes Interesse an meiner Arbeit kann ich euch nicht genug danken.

Meiner Lektorin Di gebührt ein ganz persönliches, fettes Dankeschön. Danke, dass du dich um meine unzähligen Mails und meine Nervosität gekümmert hast. Du warst so geduldig bezüglich meiner Kreativität und so sorgfältig bei der Entwicklung dieses Buches. Ich hätte mit niemand anderem zusammenarbeiten wollen. Und ich danke Jane, die mich beim Lektorieren so gut verstanden hat, Sharon mit ihrem traumhaft kreativen Blick und ihren Marketingkünsten und Chris, der bei den Grafiken auf jedes Detail geachtet hat. Ohne euch wäre dieses Buch nicht möglich gewesen.

Ich möchte mich bei allen Fachkräften, besonders denen rund um das System Schule, und allen Eltern bedanken, die mich bearbeitet haben, dieses Buch zu schreiben. Es ist ein kniffliges Thema, an das ich mich vorsichtig herantasten musste. Danke, dass Sie darauf beharrt haben, wie notwendig es ist, und dass Sie mich auf einen herzzerreißenden Weg mitgenommen haben, der mir die Augen dafür geöffnet hat, was Kinder, die sich selbst verletzen, (und deren Eltern) durchmachen.

Ich danke *Generation Next*, die mir die erste Plattform gaben, meine Arbeit zu diesem Thema zu teilen, und *The Resilient Kids Conference*, die sich darauf eingelassen haben. Ich weiß die Bereitschaft zu schätzen, diese Botschaft zu den Familien zu tragen, die dies brauchen.

Ich danke auch allen Familien, die ihre ganz persönlichen Geschichten für dieses Buch beigesteuert haben. Euer Mut und der Wunsch, anderen zu helfen, inspirieren mich. Ich weiß, dass ein Werk wie dieses in euren schlimmsten Zeiten eine Riesenhilfe gewesen wäre. Deshalb danke ich euch, dass ihr anderen diese Last erleichtert. Auch wenn zum Schutz der Privatsphäre Namen geändert oder weggelassen wurden, ist mir bewusst, dass nicht viele zugestimmt hätten, ihre Familiengeschichte schwarz auf weiß zu sehen.

Ein besonderes Dankeschön gebührt meinen persönlichen Klienten und Klientinnen, von denen ich manchen vor 15 Jahren zuletzt begegnet bin. Dass wir uns zu diesem Thema erneut zusammenfinden konnten, ist etwas, wofür ich wirklich dankbar bin. Die Beziehung zu euch bedeutet mir sehr viel. Ihr habt mir eine Menge über Mut und Hartnäckigkeit beigebracht. Eure Geschichten holen ein oft missverstandenes Thema ans Licht, und ich hoffe, sie werden weithin Wirkung entfalten.

Ich danke auch Dr. Sameer Hinduja, Maggie Dent, Collett Smart und Susan McLean, die ihre Expertise zu diesem schwierigen Thema beigesteuert haben. Ich weiß eure Arbeit sehr zu schätzen und danke euch für alles, was ihr für Familien tut. Ihr seid Wegbereiter für gesündere Familien in unserem Land und der ganzen Welt, und das ist keine Kleinigkeit.

Ich hatte das große Glück, dass so viele Schulen bereit waren, mit mir über dieses Thema zu sprechen, und ich danke den Schulleitungen, Lehrkräften, Sozialarbeitern und Schulpsychologinnen, die ihre Erfahrungen und Gedanken beigesteuert haben. Rachael Rubio und Louise Klar, dass wir weiterhin in Kontakt sind, ist für mich ein Segen. Eure realistische, basisnahe Vorgehensweise ist immer von großem Wert und sollte sich weiter herumsprechen.

Ausdrücklich erwähnt sei an dieser Stelle mein langjähriger Freund Rob Micklewright, ein wahres Technikgenie, der Unmengen Zeit aufbrachte, um mir mehr über digitale Selbstverletzung und technische Hintergründe zu erzählen. Carl Hotko, Jane Webber, Renee Bennett und Annette Spur danke ich für die Interviews und für ihr Interesse an der Onlinesicherheit und psychischen Gesundheit von Kindern.

Und natürlich möchte ich mich bei meiner Familie bedanken, die immer irgendwie in meine Arbeit involviert war – und wenn auch nur dadurch, dass mein Arbeitszimmer gleich neben der Küche ist und sie mich aus dem Schreibfluss rissen, damit ich etwas aß!

Ben, deine Intelligenz und Logik sind etwas, das ich respektiere, wie du weißt. Danke für deine kritischen Fragen und für die Hilfe bei der Interpretation von Forschungsergebnissen und medizinischer Fachsprache. Und dass du zu jeder Tag- und Nachtzeit deine Ideen beigesteuert hast. Du hilfst mir weitaus mehr, als du weißt. Matt, danke, dass du notfalls als mein Kameramann einspringst und mich ermutigt hast, zur Instagram-Sensation zu werden. Ich bin so stolz auf euch beide und auf eure Hilfsbereitschaft.

Ich danke meinem Mann, der mein wichtigster (und lautester) Unterstützer ist. Ich weiß, dass du immer an mich glaubst. Danke, dass du mich während der Arbeit an diesem Buch unterstützt hast, ob mit Blumen für meinen Schreibtisch, mit gelegentlichem Lektorat, egal wie eng dein Zeitplan war, und mit der Versicherung, dass meine Arbeit fabelhaft ist, auch wenn ich manchmal anderer Meinung bin. Danke, dass du mich anspornst, weiterzumachen, wenn ich denke, ich kann es nicht. Deine Freundschaft bedeutet mir alles.

Und zu guter Letzt danke ich meinen Eltern, Alan und Pat. Mum, du bist die beste Lektorin auf der Welt. Niemand redigiert wie eine Mum! Selbst um Mitternacht entwischt dir kaum je ein Fehler. Danke, dass du deinen Kindern unermüdlich beistehst und mir so ein großartiges Vorbild bist. Dad, dir danke ich für den Kaffee und die Omeletts und dass du mich inspirierst, andere Menschen zu lieben. Ich komme ganz nach dir.

Telefonnummern und Websites

Denken Sie daran: Hilfe ist nur eine Entscheidung entfernt. Hier finden Sie überregionale Telefonnummern und Websites aus Deutschland, Österreich und der Schweiz.

Internetsicherheit

Die Informationsseite *Klicksafe.de* bietet solide Informationen zu Cybersicherheit, Cybermobbing, selbstverletzendem Verhalten sowie eine Übersicht zu Hilfsangeboten in Deutschland:

klicksafe.de/hilfsangebote

Eine umfassende Anlaufstelle im Internet in Österreich mit guter Suchfunktion ist:

saferinternet.at

Das Angebot für die Schweiz auf

jugendundmedien.ch

bietet Informationen auf Deutsch, Französisch und Italienisch.

Psychotherapie und Medizin

Deutsche Gesellschaft für Kinder- und Jugendpsychiatrie, Psychosomatik und Psychotherapie (dgkjp.de)
Deutsche Bundespsychotherapeutenkammer (bptk.de)
Vereinigung für analytische und tiefenpsychologisch fundierte Kinder- und Jugendlichenpsychotherapie in Deutschland (vakjp.de)
Deutsche PsychotherapeutenVereinigung (DPtV.de)
Kinder- & Jugendärzte im Netz (kinderaerzte-im-netz.de)
Österreichische Gesellschaft für Kinder- und Jugendpsychiatrie (oekjp.at)

Österreichischer Bundesverband für Psychotherapie (psychotherapie.at)
Schweizerische Gesellschaft für Kinder- und Jugendpsychiatrie und -psychotherapie (sgkjpp.ch).
Assoziation Schweizer Psychotherapeutinnen- und Psychotherapeuten (psychotherapie.ch)

Telefonberatung

Deutschland: Nummer gegen Kummer
(nummergegenkummer.de)
Geben Sie Ihrem Kind die kostenlose Nummer. Es gibt ein Kinder- und Jugendtelefon (116 111) und ein Elterntelefon (0800 111 0 550) sowie eine Online-Beratung. Weitere Informationen auf der Website.

Österreich: Rat auf Draht (rataufdraht.at).
Für Kinder und Jugendliche, aber auch Eltern, kostenlose und anonyme Hilfe über die Notrufnummer 147 (ohne Vorwahl) oder Chat. Weiterführende Informationen auf der Website.

Schweiz: Pro Juventute, Beratung und Hilfe 147 (147.ch)
Für Kinder und Jugendliche, kostenlos und anonym über die Notrufnummer 147 (ohne Vorwahl) oder Chat; weiterführende Informationen auf der Website.
Deutsch, Französisch und Italienisch.
Weitere Anlaufstellen und Krisentelefone für Notlagen nennt in Deutschland das **Familienportal**:
familienportal.de/familienportal/lebenslagen/krise-und-konflikt/krisetelefone-anlaufstellen

Hilfreiche Apps (auf Englisch)

Meiner Erfahrung nach konnten die folgenden Apps hilfreich sein:
#selfcare
Calm Harm

Mood Path
The Breathing APP
Sleep Cycle
Smiling Mind
The Resilience Project
Headspace: Guided Meditation
30-Day Gratitude Challenge
Achten Sie bei der Suche nach deutschsprachigen Gesundheits-Apps auf die Datenschutzeinstellungen. Vielleicht bietet Ihre Krankenkasse etwas Geeignetes an.

Zum Weiterlesen

Ergänzende Informationen zum Thema finden Sie in Michelle Mitchells Buch *Everyday Resilience: Helping Kids Handle Friendship Drama, Academic Pressure and the Self-Doubt of Growing Up* (nicht auf Deutsch erschienen).

Über die Autorin

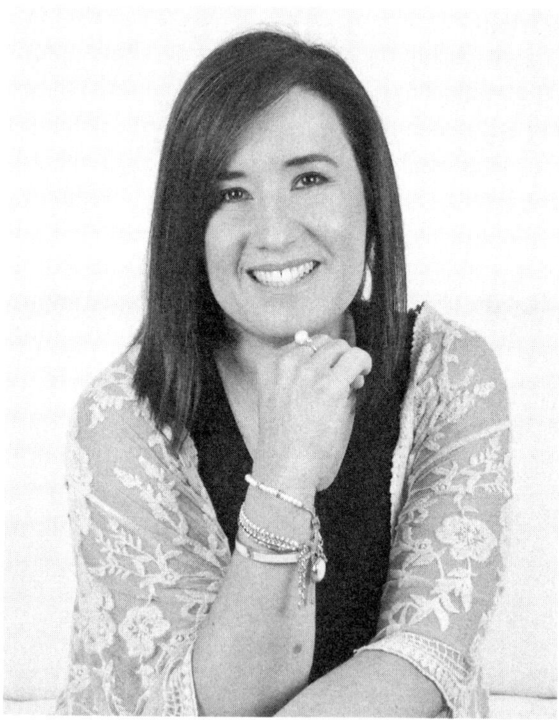

© Michelle Mitchell

Michelle Mitchell widmet sich der Unterstützung von Familien und ist eine gefragte Rednerin, Autorin und Pädagogin.

Ursprünglich war sie Lehrerin. Im Jahr 2000 hörte sie auf zu unterrichten und gründete die Organisation Youth Excel, die seither Tausenden junger Menschen und ihren Familien bessere Lebensbewältigungsstrategien, Mentoring und psychologische Unterstützung anbieten konnte.

Dank ihrer Erfahrung und ihre Begeisterung für „alles rund um Jugendliche" sind ihre Vorträge überaus beliebt und werden viel gebucht. Sie ist auf einzigartige Weise in der Lage, ihr über Jahre gewachsenes Wissen einem breit gefächerten Publikum zu vermitteln.

Ihre innovativen Ansätze wurden in Fernsehen und Radio vorgestellt (darunter TODAY Show, Channel Ten Morning News, Today Tonight, 96fivefm, ABC radio), aber auch in diversen Printmedien wie The Age, Australian Women's Weekly und der Courier Mail.

Mitchell hat vier Bücher geschrieben, *What Teenage Girls Don't Tell their Parents, Parenting Teenage Girls is the Age of a New Normal and Everyday Resilience: Helping Kids Handle Friendship Drama* und *Academic Pressure and the Self-Doubt of Growing Up.* Als Co-Autorin hat sie an *Raising Resilient Kids* mitgewirkt.

Eltern und professionelle Fachkräfte empfinden ihre Bücher als wegweisend. Sie hat ein besonderes Talent, die Wahrheit auf eine Weise auszusprechen, die alle akzeptieren und schätzen können.

Mitchell lebt mit ihrem Mann und zwei Kindern in Brisbane. Mehr zur Autorin auf:

www.michellemitchell.org

Facebook: Michelle Mitchell – Author, Speaker, Educator
Instagram: @michellemitchellspeaker

Literatur und Quellen

Eine kurze Definition

J. Kidger, J. Heron, G. Lewis, J. Evans, D. Gunnell, „Adolescent self-harm and suicidal thoughts in the ALSPAC cohort: a self-report survey in England." *BMC Psychiatry*, 12/69 (2012).

P. Plener, M. Kaess, C. Schmahl, S. Pollak, J. M. Fegert, R. C. Brown, „Nicht-suizidales selbstverletzendes Verhalten im Jugendalter." *Deutsches Ärzteblatt International* 115 (2018), 23-30. DOI:10.3238/arztebl.2018.0023

G. Scoliers, G. Portzyky, N. Madge, A. Hewitt, K. Hawton, E. J. de Wilde, M. Ystgaard, E. Arensman, D. de Leo, S. Fekete, K. van Heeringen, „Reasons for adolescent deliberate self-harm: A cry of pain and/or a cry for help? Findings from the child and adolescent self-harm in Europe (CASE) study." *Social Psychiatry and Psychiatric Epidemiology* 44/8 (2008), 601-7.

The National Suicide Research Foundation, „The National Self-Harm Registry Ireland", Annual Report 2020 (online abrufbar).

Warum ich dieses Buch geschrieben habe

A. Chandler, „Seeking Secrety: A Qualitative Study of Younger Adolesecents' Accounts of Self-Harm." *SAGE Publications* 26/4 (2017), 313-331.

D. Klonsky, „The functions of self-injury in young adults who cut themselves, clarifying the evidence for affect regulation." *Psychiatry Reearch* 166/2-3 (2009), 260-8.

Kapitel 1 – Wichtige Grundlagen

Dieses Kapitel bezieht sich auf Daten aus verschiedenen Quellen, darunter:

A. Barrocas, B. L. Hankin, J. Young, J. R. Z. Abela, „Rates of Non-Suicidal Self-Injury in Youth: Age, Sex, and Behavioral Methods in a Community Sample." *The American Academy of Pediatrics* 2012.

H. Fields, „State dependent opioid control of pain." *Nature Reviews Neuroscience* 5 (2004), 565-75.

E. Griffin, E. McMahon, F. McNicholas, P. Corcoran, I. J. Perry, E. Arensman, „Increasing rates of self-harm amongst children, adolescents and young adults: a 10-year national registry study 2007-2016." *Social Psychiatry and Psychiatric Epidemiology* 53/7 (2018), 663-671.

K. Hawton, K. E. Saunders, R. C. O'Connor, „Self-harm and suicide in adolescents." *The Lancet* 379/9834 (2012), 2317-82. https://www.thelancet.com/journals/lancet/article/PIIS0140-6736(12)60322-5/fulltext

B. D. Kelly, „Are we finally making progress with suicide and self-harm? An overview of the history, epidemiology and evidence for prevention.“ *Irish Journal of Psychological Medicine* 35 (2018), 95-101.

J. Kidger, J. Heron, G. Lewis, J. Evans, D. Gunnell, „Adolescent self-harm and suicidal thoughts in the ALSPAC cohort: a self-report survey in England.“ *BMC Psychiatry* 12/69 (2012).

D. Klonsky, „The functions of self-injury in young adults who cut themselves, clarifying the evidence for affect regulation.“ *Psychiatry Research* 166/2-3 (2009), 260-8.

D. Lawrence, S. Johnson, J. Hafekost, K. Boterhoven de Haan, J. Ainley, M. Sawyer, S. R. Zubrick, „The Mental Health of Children and Adolescents: Report on the second Australian child and adolescent survey of mental health and well-being.“ The Department of Health, Canberra 2015.

R. J. R. Levesque, „Special Issue Introduction: the place of self-harm in adolescent development.“ *Journal of Youth and Adolescence* 39/3 (2010), 217-8.

R. T. Liu, „Characterising the course of non-suicidal self-injury: A cognitive neuroscience perspective.“ *Neuroscience & Biobehavioral Reviews* 80 (Sept. 2017), 159-65.

N. Madge, A. Hewitt, K. Hawton, E. J. de Wilde, P. Corcoran, S. Fekete, K. van Heeringen, D. de Leo, M. Ystgaard, „Deliberate self-harm within an international community sample of young people: comparative findings from the Child & Adolescent Self-harm in Europe (CASE) study.“ *Journal of Child Psychology and Psychiatry* 49/6 (2008), 667-77.

N. Madge, K. Hawton, E. McMahon, P. Corcoran, D. de Leo, E. J. de Wilde, S. Fekete, K. van Heeringen, M. Ystgaard, E. Arensman, „Psychological characteristics, stressful life events and deliberate self-harm: findings from the Child and Adolescent Self-Harm in Europe (CASE) Study.“ *European Child & Adolescent Psychiatry* 20/10 (2011), 498-508.

M. McMahon, G. O'Regan, P. Corcoran, E. Arensman, M. Cannon, E. Williamson, H. Keeley, „Young Lives in Ireland: A school-based study of mental health and suicide prevention.“ National Research Foundation 2017.

Mission Australia, „Youth Mental Health Report: Youth Survey 2012-2016.“ Mission Australia and Black Dog Institute, Sydney 2017.

M. A. Moreno, A. Ton, E. Selkie, Y. Evans Y, „Secret Society 123: Understanding the Language of Self-Harm on Instagram.“ *Journal of Adolescent Health* 58/1 (2016), 78-84.

P. Plener, M. Kaess, C. Schmahl, S. Pollak, J. M. Fegert, R. C. Brown, „Nichtsuizidales selbstverletzendes Verhalten im Jugendalter“ *Deutsches Ärzteblatt International* 115 (2018), 23-30. DOI:10.3238/arztebl.2018.0023

Psych Central, https://psychcentral.com/disorders/

G. Scoliers, G. Portzyky, N. Madge, A. Hewitt, K. Hawton, E. J. de Wilde, M. Ystgaard, E. Arensman, D. de Leo, S. Fekete, K. van Heeringen, „Reasons for adolescent deliberate self-harm: A cry of pain and/or a cry for help? Findings from the child and adolescent self-harm in Europe (CASE) study." *Social Psychiatry and Psychiatric Epidemiology* 44/8 (2008), 601-7.

K. Someah, „Common Self-Harm Behaviours." Eating Disorder Hope 2012, https://www.eatingdisorderhope.com/treatment-for-eating-disorders/co-occurring-dual-diagnosis/self-injury/self-harm-as-a-co-occurring-issue-of-eating-disorders

The National Collaborating Centre for Mental Health, „Self-harm: The short-term physical and psychological management and secondary prevention of self-harm in primary and secondary care." The British Psychological Society and The Royal College of Psychiatrists 2004.

The National Suicidal Research Foundation, „Northern Ireland Registry of Self-Harm: Regional Three-Year Report, 2012/13 to 2014/15." (2016).

The National Suicide Research Foundation, „The National Self-Harm Registry Ireland." (online abrufbar).

E. Townsend, R. Wadman, K. Sayal, M. Armstrong, C. Harroe, P. Majumder, P. Vostains, D. Clarke, „Uncovering key patterns in self-harm in adolescents: Sequences analysis using the Card Sort Task for Self-harm (CaTS)." *Journal of Affective Disorders* 206 (2016), 161-168.

M. Zetterqvist, C. G. Svedin, C. Fredlund, G. Priebe, M. Wadsby, L. S. Johnsson, „Self-reported nonsuicidal self-injury (NSSI) and sex as a self-injury (SASI): Relationship to abuse, risk behaviors, trauma symptoms, self-esteem and attachment." *Psychiatry Research* (2018), 309-316.

Kapitel 2 – Psychische und physiologische Aspekte

Dieses Kapitel bezieht sich auf Daten aus verschiedenen Quellen, darunter:

E. Ballard, A. Bosk, M. Pao, „Invited Commentary: Understanding Brain Mechanisms of Pain Processing in Adolescents' Non-Suicidal Self-Injury." *Journal of Youth Adolescence* 39 (2010), 327-334.

D. A. Brent, J. J. Mann, „Familial Pathways to Suicidal Behaviour: understanding and preventing suicide among adolescents." *The New England Journal of Medicine* 355/28 (2006), 2719-21.

J. A. Bridge, T. R. Goldstein, D. A. Brent, „Adolescent Suicide and Suicidal Behaviour." *Journal of Child Psychology and Psychiatry* 47/3-4 (2006), 372-94.

H. Fields, 2004, „State dependent opioid control of pain." *Nature Reviews Neuroscience* 5 (2004), 565-75.

E. Griffin, E. McMahon, F. McNicholas, P. Corcoran, I. J. Perry, E. Arensman, „Increasing rates of self-harm amongst children, adolescents and young adults: a 10-year national registry study 2007-2016.“ *Social Psychiatry and Psychiatric Epidemiology* 53/7 (2018), 663-671.

K. Hawton, K. E. Saunders, R. C. O‘Connor, „Self-harm and suicide in adolescents.“ *The Lancet* 379/9834 (2012), 2317-82. https://www.thelancet.com/journals/lancet/article/PIIS0140-6736(12)60322-5/fulltext

O. J. Kirtley, R. E. O’Carroll, R. E. O’Connor, „Pain and self-harm: A systematic review.“ *Journal of Affective Disorders* 203 (2016), 347-363.

D. Klonsky, „The functions of self-injury in young adults who cut themselves, clarifying the evidence for affect regulation.“ *Psychiatry Research* 166/2-3 (2009), 260-8.

R. T. Liu, „Characterising the course of non-suicidal self-injury: A cognitive neuroscience perspective.“ *Neuroscience & Biobehavioral Reviews* 80 (Sept. 2017), 159-65.

N. Madge, A. Hewitt, K. Hawton, E. J. de Wilde, P. Corcoran, S. Fekete, K. van Heeringen, D. de Leo, M. Ystgaard, „Deliberate self-harm within an international community sample of young people: comparative findings from the Child & Adolescent Self-harm in Europe (CASE) study.“ *Journal of Child Psychology and Psychiatry* 49/6 (2008), 667-77.

N. M. Melham, N. Day, M. K. Shear, R. Day, C. F. Reynolds, D. Brent, „Traumatic Grief Among Adolescents exposed to a peer‘s suicide.“ *American Journal of Psychiatry* 161/8 (2004), 1411-6.

Mission Australia, „Youth Mental Health Report: Youth Survey 2012–2016.“ Mission Australia and Black Dog Institute, Sydney 2017.

E. J. Nestler, S. E. Hyman, R. Malenka, *Molecular Neuropharmacology.* McGraw-Hill Education, New York 2020.

B. Stanley, L. Sher, S. Wilson, R. Ekman, Y. Y. Huang, J. J. Mann, „Non-suicidal self-injurious behavior, endogenous opioids and monoamine neurotransmitters.“ *Journal of Affective Disorders* 224/1-2 (2010), 134-40.

Kapitel 3 – Die Rolle des Internets

Dieses Kapitel bezieht sich auf Daten aus verschiedenen Quellen, darunter:

N. Baker N, „Self-harm amongst youth surges 22%.“ Irish Examiner 2018, https://www.irishexaminer.com/ireland/self-harm-among-youth-surges-22-471021.html

A. Chandler, 2017, „Seeking Secrety: A Qualitative Study of Younger Adolesecents’ Accounts of Self-Harm.“ *SAGE Publications* 26/4 (2017), 313-331.

N. Jacob, R. Evans, J. Scourfield, „The influence of online images on self-harm: A qualitative study of young people aged 16-24.“ *Journal of Adolescence* 60 (2017), 140-7.

E. M. Miguel, T. Chou, A. Golik, M. S. Cornacchino, A. Sanchez, M. DeSerisy, J. S. Comer, „Examining the scope and patterns of deliberate self-injurious cutting content in popular social media.“ *Wiley Periodicals* 34 (2017), 786-793.

Mission Australia, „Youth Mental Health Report: Youth Survey 2012-2016.“ Mission Australia and Black Dog Institute, Sydney 2017.

J. W. Patchin, S. Hinduja, „Digital Self-Harm Among Adolescents.“ *Journal of Adolscent Health* 2017, 761-6.

Kapitel 4 – Digitale Selbstverletzung

Dieses Kapitel bezieht sich auf Daten aus verschiedenen Quellen, darunter:

E. Englander, „Digital Self-Harm: Frequency, Type, Motivations, and Outcomes.“ MARC Aggression Reduction Centre 2012.

R. J. Haines-Saah, C. T. Hilario, E. K. Jenkins, C. K. Y. Ng, J. L. Johnson, „Understanding adolescent narratives about „bullying“ through an intersectional lens : Implications for Youth Mental Health Interventions.“ *Youth & Society* 50/5 (2016), 636-58.

M. A. Moreno, A. Ton, E. Selkie, Y. Evans, „Secret Society 123: Understanding the Language of Self-Harm on Instagram.“ *Journal of Adolescent Health* 2016, 78-84.

J. W. Patchin, S. Hinduja, „Digital Self-Harm Among Adolescents.“ *Journal of Adolscent Health* 2017, 761-6.

Kapitel 5 – Unverzichtbare Gespräche

Dieses Kapitel bezieht sich auf Daten aus verschiedenen Quellen, darunter:

A. Bateman, „Self-harm.“ Royal College of Psychiatrists 2016, https://www.rcpsych.ac.uk/mental-health/problems-disorders/self-harm

A. E. Ferrey, N. D. Hughes, S. Simkin, L. Locock, A. Stewart, N. Kapur, D. Gunnell, K. Hawton, „Changes in parenting strategies after a young person‘s self- harm: a qualitative study.“ *Child and Adolescent Psychiatry and Mental Health* 10 (2016).

A. E. Ferrey, N. D. Hughes, S. Simkin, L. Locock, A. Stewart, N. Kapur, D. Gunnell, K. Hawton, „The impact of self-harm by young people on parents and families: a qualitative study.“ *BMJ Open* 6/1 (2016).

D. Klonsky, „The functions of self-injury in young adults who cut themselves, clarifying the evidence for affect regulation.“ *Psychiatry Research* 166/2-3 (2009), 260-8.

Kapitel 6 – Professionelle Unterstützung und die Rolle der Schule

Dieses Kapitel bezieht sich auf Daten aus verschiedenen Quellen, darunter:

S. Hodgkins, *Positive Focus: A Groupwork Approach to Self-Harm*. Routledge Taylor & Francis Group, New York 2017.

G. U. Law, H. Rostill-Brookes, D. Goodman, „Public stigma in health and non-healthcare students: Attributions, emotions and willingness to help with adolescent self-harm.“ *International Journal of Nursing Studies* 46 (2009), 108–119.

R. Mitchell, R. Seah, P. H. Ting, K. Curtis, K. Foster, „Intentional self-harm and assault hospitalisations and treatment cost of children in Australia over a ten year period.“ *Australian and New Zealand Journal of Public Health* 42 (2018), 240-246.

National Collaborating Centre for Mental Health, „Self-harm: The short-term physical and psychological management and secondary prevention of self-harm in primary and secondary care.“ The British Psychological Society and The Royal College of Psychiatrists 2004.

F. A. Nearchou, N. Bird, A. Costello, S. Duggan, J. Gilroy, R. Long, L. McHugh, E. Hennessy, „Personal and perceived public mental-health stigma as predictors of help-seeking intentions in adolescents.“ *Journal of Adolescence* 66 (2018), 83-90.

K. L. Wester, H. C. Trepal, *Non-Suicidal Self-Injury: Wellness Perspectives on Behaviors, Symptoms and Diagnosis*. Routledge Taylor & Francis Group, New York 2017.

Kapitel 7 – Selbstfürsorge und Notfallpläne

Dieses Kapitel bezieht sich auf Daten aus verschiedenen Quellen, darunter:

D. Klonsky, „The functions of self-injury in young adults who cut themselves, clarifying the evidence for affect regulation.“ *Psychiatry Research* 166/2-3 (2009), 260-8.

R. J. R. Levesque, „Special Issue Introduction: the place of self-harm in adolescent development.“ *Journal of Youth and Adolescence* 39/3 (2010), 217-8.

Mental Health First Aid Australia, „Suicidal Thoughts and Safety Plans: Mental Health First Aid Guidelines“. Überarbeitet 2016, https://mhfa.com.au/sites/default/files/MHFA_suicide_guidelinesA4%202014%20Revised.pdf

Kapitel 8 – Erziehen wie ein Coach

Dieses Kapitel bezieht sich auf Daten aus verschiedenen Quellen, darunter:

R. A. Emmons, 2008, *Vom Glück, dankbar zu sein*. Campus Verlag, Frankfurt am Main 2008.

K. Hall, „Create a Sense of Belonging.“ Psychology Today, https://www.psychologytoday.com/au/blog/pieces-mind/201403/create-sense-belonging

N. Madge, K. Hawton, E. McMahon, P. Corcoran, D. de Leo, E. J. de Wilde, S. Fekete, K. van Heeringen, M. Ystgaard, E. Arensman, „Psychological characteristics, stressful life events and deliberate self-harm: findings from the Child and Adolescent Self-Harm in Europe (CASE) Study.“ *European Child & Adolescent Psychiatry* 20/10 (2011), 498-508.

N. Madge, A. Hewitt, K. Hawton, E. J. de Wilde, P. Corcoran, S. Fekete, K. van Heeringen, D. de Leo, M. Ystgaard, „Deliberate self-harm within an international community sample of young people: comparative findings from the Child & Adolescent Self-harm in Europe (CASE) study.“ *Journal of Child Psychology and Psychiatry* 49/6 (2008), 667-77.

D. Michelson, D. Bhugra, „Family environment, expressed emotion and adolescent self-harm: A review of conceptual, empirical, cross-cultural and clinical perspectives.“ *International Review of Psychiatry* 24 (April 2012), 106-114.

Kapitel 9 – Die ganze Familie im Blick

Dieses Kapitel bezieht sich auf Daten aus verschiedenen Quellen, darunter:

R. A. Emmons, 2008, *Vom Glück, dankbar zu sein*. Campus Verlag, Frankfurt am Main 2008.

A. E. Ferrey, N. D. Hughes, S. Simkin, L. Locock, A. Stewart, N. Kapur, D. Gunnell, K. Hawton, „Changes in parenting strategies after a young person‘s self- harm: a qualitative study.“ *Child and Adolescent Psychiatry and Mental Health* 10 (2016).

A. E. Ferrey, N. D. Hughes, S. Simkin, L. Locock, A. Stewart, N. Kapur, D. Gunnell, K. Hawton, „The impact of self-harm by young people on parents and families: a qualitative study.“ *BMJ Open* 6/1 (2016).

K. Hall, „Create a Sense of Belonging.“ Psychology Today, https://www.psychologytoday.com/au/blog/pieces-mind/201403/create-sense-belonging